高级鼻内镜
鼻窦手术技术

ADVANCED TECHNIQUES OF ENDOSCOPIC SINUS SURGERY

周 兵 著
ZHOU BING

中国协和医科大学出版社

图书在版编目（CIP）数据

高级鼻内镜鼻窦手术技术／周兵著. —北京：中国协和医科大学出版社，2016. 5
ISBN 978-7-5679-0544-3

Ⅰ. ①高…　Ⅱ. ①周…　Ⅲ. ①鼻窦疾病–内窥镜检–耳鼻喉外科手术　Ⅳ. ①R765. 4

中国版本图书馆 CIP 数据核字（2016）第 102144 号

高级鼻内镜鼻窦手术技术

著　　者：周　兵
责任编辑：戴申倩　方　琳

出版发行：**中国协和医科大学出版社**
　　　　　（北京东单三条九号　邮编 100730　电话 65260431）
网　　址：www. pumcp. com
经　　销：新华书店总店北京发行所
印　　刷：北京雅昌艺术印刷有限公司

开　　本：889×1194　　1/16 开
印　　张：8. 25
字　　数：110 千字
版　　次：2016 年 5 月第 1 版
印　　次：2018 年 6 月第 2 次印刷
定　　价：108. 00 元（含光盘）

ISBN 978-7-5679-0544-3

序 言

1970 年完成了《鼻内镜检查法》一书的手稿后，沃尔特·麦塞克林格教授（Walter Messerklinger，奥地利）用了 7 年时间找到出版商发表他的研究成果。最终，手稿在一家美国出版社的支持下于 1978 年出版，书名为《鼻内镜检查法》。（引自海因茨·施坦贝格尔教授，Heinz Stammberger）

30 年后的今天，海因茨·施坦贝格尔教授（奥地利）和大卫·肯尼迪教授（David Kennedy，美国）最主要的成就就是将 FESS 推广到全世界。目前，鼻内镜鼻窦手术已经成为鼻科手术的金标准。然而，有一点未曾改变，即外科内镜手术需要以精良的手术器械、熟练的手术技巧和精细的解剖和病理生理学知识作为基础。

还记得 2012 年 3 月的维也纳——在国际 FESS 发展大会上，经人引荐认识了来自中国的周兵教授，他对鼻科手术有非常浓厚的兴趣。

那时，我对周兵教授一无所知。在 2012 年 6 月法国图卢兹的 ERS 会议上，再次遇见周兵教授，并接受邀请参观他在北京的工作单位，他的 FESS 工作室和现场手术演示都给我留下深刻印象。周兵教授精湛的手术操作将功能性手术的理念不仅用于简单病例并且也运用在复杂病例中。在我看来，周兵教授是一个手术技术趋于完美的内镜手术专家。他还向我介绍了他准备出版的 FESS 书籍，里面不仅有大量制作精美的内镜照片还附有 DVD 光盘，包括很多复杂病例的手术录像。他的 FESS 书籍和 DVD 手术录像是每位中国鼻科医生必备的案头参考。这本书可帮助读者理解内镜下复杂的鼻窦解剖，不仅学习到基本手术操作，还能领悟复杂病例的手术技巧。对于有一定临床经验、希望扩展知识面的鼻科医生来说，是一本非常有益的参考书籍。我向希望拓展自己鼻科学知识的每位鼻科医生强烈推荐这本书。

在 2014 年 4 月米兰会议期间，看到两本 Karl Storz 的银色手册《从基础到高级手术技巧》被广泛传阅和讨论。接着，2014 年 9 月合肥召开的全国鼻科大会上，周兵教授就这一主题进行了专题演讲。大家对会议内容和小册子的兴趣出人意料地高，手册供不应求。

在 2015 年 3 月的另一个国际著名的鼻科会议上，通过米兰大师班，德国和中国的合作得到进一步加强。周兵教授在慕尼黑 FESS 展示中心的一系列参观访问是中德合作的重要而有力的见证。

再次，我对周兵教授在专业领域的学术研究和手术教学工作中作出的贡献表示感谢。我期待在未来工作中与周兵教授有更多的合作和交流。

安德烈亚斯·洛伊尼希
Andreas Leunig
慕尼黑，2015 年 8 月

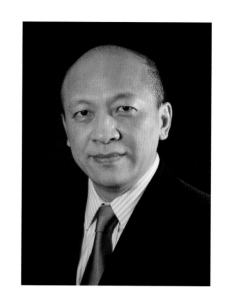

前　　言

　　鼻内镜外科技术发展到今天日益成熟，许多鼻科医生克服学习曲线，在熟识解剖和疾病病理生理的前提下，借助高清设备、影像导航及各种精密器械的帮助，内镜技术的触角越来越长，从鼻窦外科到颅底外科领域，手术更加精细和精准。我们在追求外科目的的框架内，能够尽可能获得对组织及器官的最小程度的损伤。就鼻窦内镜手术技术而言，虽然不存在基本技术和所谓高级技术严格的分水岭，但临床实践中，由于病变本身或解剖因素的使然，存在一些技术上的难点和挑战，例如额窦和上颌窦，从能够做到"开放窦口"到"开放窦口并解除病灶"显然是一个技术上的不同等级的台阶。本书书名为《高级鼻内镜鼻窦手术技术》，旨在用学习基本技术的方法——Step by step，详细解读包括 Draf Ⅱb 到 Draf Ⅲ 型额窦手术的操作技巧和重要的解剖参考标志，同时也介绍相对应的手术器械的选择和使用方法。同样，对泪前隐窝的入路的解剖概念和手术操作步骤和手术适应证作更为详细的解读。作为鼻科医生，学会和熟练掌握上述手术技术，并运用到临床实践后，能够解决绝大部分鼻腔鼻窦的问题，不仅如此，通过技术的开展和应用，将促进医生对慢性鼻窦炎病理生理及鼻窦手术后转归认识的逐步深入，也增强了对鼻内镜外科技术的信心。因此，这些技术内容的推广就显得尤为重要。本书依照手术步骤采用图文并茂的方式，并附手术光盘，用具体实例讲解手术操作步骤和技巧，包括手术中注意的问题和器械的选择，十分利于医生阅读理解和模仿学习手术步骤。相信本书会对广大临床医生、医学生及研究生有很好的帮助。

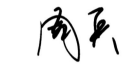

北京，2016 年 3 月 31 日

目 录

1 缩 略 语

AE	前筛	anterior ethmoid
AEA	前筛动脉	anterior ethmoidal artery
ANC	鼻丘气房	agger nasi cell
AR	齿槽隐窝	alveolar recess
ASB	前颅底	anterior skull base
BL	（中鼻甲）基板	basal lamella (of the middle turbinate)
EB	筛泡	ethmoid bulla
EC	筛嵴	ethmoid crest
EI	筛漏斗	ethmoid infundibulum
EMLP	鼻内镜下改良 Lothrop 手术	endoscopic modified Lothrop procedure
FB	额鼻嵴	frontal beak
FC	额气房	frontal cell
FESS	功能性鼻内镜鼻窦手术	functional endoscopic sinus surgery
FPM	上颌骨额突	frontal process of maxilla
FR	额隐窝	frontal recess
FS	额窦	frontal sinus
ICA	颈内动脉	internal carotid artery

AE	前筛	anterior ethmoid
IFSSC	额窦中隔气房	interfrontal sinus septal cell
IOC	眶下气房	infraorbital cell
ION	眶下神经	infraorbital nerve
IOR	视下隐窝	infraoptic recess
IT	下鼻甲	inferior turbinate
LP	眶纸板	lamina papyracea
LWNC	鼻腔外侧壁	lateral wall of nasal cavity
MS	上颌窦	maxillary sinus
MSO	上颌窦口	maxillary sinus ostium
MT	中鼻甲	middle turbinate
NLD	鼻泪管	nasolacrimal duct
NS	鼻中隔	nasal septum
OMC	窦口鼻道复合体	osteomeatal complex
PE	后筛	posterior ethmoid
PEA	后筛动脉	posterior ethmoidal artery
PLR	泪前隐窝	prelacrimal recess
PF	后囟	posterior fontanelle
SPA	蝶腭动脉	sphenopalatine artery
ST	上鼻甲	superior turbinate
TR	终末隐窝	terminal recess
UP	钩突	uncinate process
ZR	颧隐窝	zygomatic recess

2 泪前隐窝入路上颌窦手术

2.1 简介

目前解决上颌窦问题的手段多采用鼻内镜下经中鼻道上颌窦开窗手术，较其他方法更符合鼻腔鼻窦生理功能的需要。对于复杂的上颌窦病变，如严重上颌窦息肉及上颌窦内翻性乳头瘤等，经典的 Caldwell-Luc 手术仍被许多医生使用。但该术式的术后并发症，如面部或牙齿麻木，发生率较高。对于内翻性乳头瘤，许多医生更愿意采用经鼻内镜下鼻腔外侧壁切除，Nicolai 等根据切除范围将其分为 3 型，Wormald PJ 则增加了犬齿窝穿刺，便于彻底切除病灶。

这些手术多需要牺牲下鼻甲和鼻泪管。Weber R 等探讨了保留下鼻甲的鼻腔外侧壁切除，但仍要切断鼻泪管。Nakamalu 等介绍了保留鼻泪管的上颌窦手术，但对于上颌窦前内下无法观察和处理的问题，仍建议切除下鼻甲和鼻泪管。Hosemann 等指出，鼻内镜下分别用 30°或 70°内镜观察上颌窦，会有死角或观察不全，以及处理不到的位置，如泪前隐窝、犬隐窝及前齿槽隐窝，对于气化比较好的泪前隐窝，上颌窦的前下或前内下，没有有效器械，即便做下鼻道上颌窦开窗，所起的作用有限。

根据上述问题和我们的临床实践，设计了直接切开泪前隐窝前内壁，开放泪前隐窝，形成进入上颌窦的入路，可在 0°镜下直视上颌窦各壁并进行处理。以下从上颌窦基本解剖到临床应用作详细介绍。

2.2 鼻腔外侧壁和上颌窦解剖

2.2.1. 鼻腔外侧壁

骨性支架从前到后为：鼻骨、额骨、上颌骨额突、泪骨、下鼻甲骨、上颌窦的内侧壁、筛骨的内壁、腭骨垂直板和蝶骨翼突的内侧板。三个骨质鼻甲由上到下排列依次增大约 1/3，分别称为上、中、下鼻甲。各鼻甲的内侧边缘游离于鼻腔，各鼻甲之间空隙分别称为上、中、下鼻道。中鼻道由钩突、筛泡和筛漏斗及开口与此的上颌窦自然口、前组筛窦开口及额窦开口等组成。额隐窝位于中鼻道的最前方，为额窦引流通道。

中鼻道区域结构如中鼻甲、钩突、筛泡与上颌窦自然开口等，被称为窦口鼻道复合体，是一组与鼻窦炎发生密切相关的解剖综合体，也是功能性鼻窦手术的核心（图 2-1，图 2-2）。

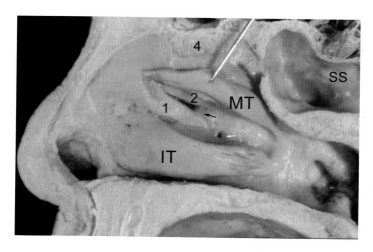

图 2-1　鼻腔外侧壁标本解剖

1：钩突，2：筛泡，4：嗅区，MT：中鼻甲，IT：下鼻甲，SS：蝶窦，➡：半月裂，⇨：
上颌窦副孔

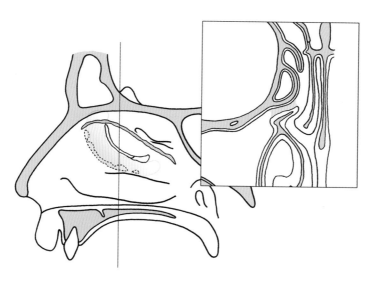

图 2-2　窦口鼻道复合体示意图

鼻腔外侧壁及经上颌窦自然口冠状位切面。粉红色区域为筛漏斗

鼻泪管穿行并投影于中鼻道前端。鼻泪管距上颌窦自然口平均 9 mm。

下鼻道为下鼻甲与鼻底间的空隙，长 3~3.5 cm，其前端侧壁有鼻泪管的黏膜呈皱襞样开口，称泪襞（图 2-3）。向上通鼻泪管达泪囊。

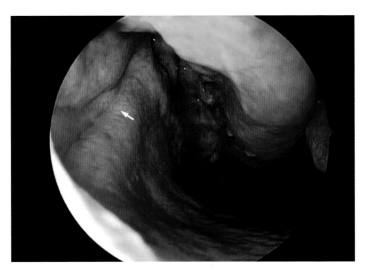

图 2-3　鼻内镜下鼻泪管开口

→示下鼻道前端鼻泪管开口

2.2.2. 上颌窦

是鼻窦中最大的一个，占据整个上颌骨的体部，容积平均为 14.69 ml。上颌窦一般可分为前壁、后外侧壁、内侧壁、上壁、底 5 个壁。前壁下方向内略凹陷，即上颌骨体前面的尖牙窝；上方有眶下孔，出上颌神经终末支眶下神经。后外侧壁较厚，内侧与翼腭窝毗邻，外侧则与颞下窝毗邻。内侧壁即鼻腔之外侧壁，相当于中鼻道和下鼻道的大部分。此壁有上颌窦口，开口于中鼻道。上颌窦口的形状与大小不一，多呈椭圆形裂缝，少数为圆形或肾形，其直径约 3 mm。上壁为眶的下壁，有眶下神经隆突。上颌窦的底即上颌骨的牙槽突，常低于鼻腔的底部，此壁与上颌第 2 前磨牙及第 1、第 2 磨牙的根部十分邻近，仅有一层菲薄的骨质相隔。

发育较好的上颌窦腔解剖上存在几个隐窝（图 2-4～2-6），即外侧的颧隐窝，为前壁、后外侧壁及上壁的交角。下方的齿槽隐窝，又分为前齿槽隐窝和后齿槽隐窝，分别位于上颌窦底的最前部和后部。第三个是泪前隐窝，位于鼻泪管前方上颌窦内壁和前壁相交的位置。如果这些隐窝存有病灶需要切除，可以根据上颌窦发育程度而选择不同手术入路。

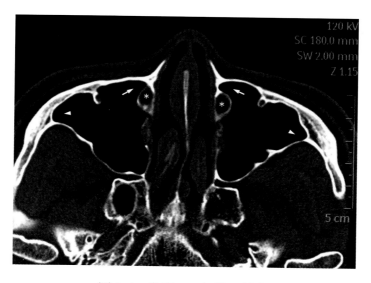

图 2-4　鼻窦 CT 扫描，轴位

*：鼻泪管，➡：泪前隐窝，▲：颧隐窝

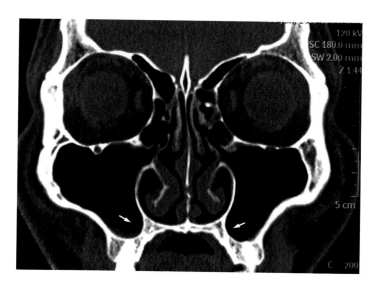

图 2-5　鼻窦 CT 扫描，冠状位

➡：（前）齿槽隐窝

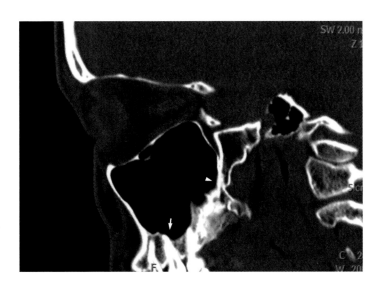

图 2-6　鼻窦 CT 扫描，矢状位

→：前齿槽隐窝，▲：后齿槽隐窝

2.3　上颌窦手术入路

就重建上颌窦通气和引流的目的而言，鼻内镜下经中鼻道上颌窦开窗手术是金标准，因为即便存在上颌窦副孔、中鼻道上颌窦开窗口或下鼻道开窗口，上颌窦黏膜的黏液纤毛清除方向始终朝向上颌窦自然口，并且有可能形成自然口与副孔或开窗口之间的黏液循环（图 2-7），是上颌窦迁延炎症的原因之一。

对于复杂的上颌窦病变，如上颌窦内弥漫黏膜息肉及上颌窦内翻性乳头状瘤等，单纯经中鼻道开窗难以清除，鼻腔外侧壁切除、经鼻改良 Denker 手术或经鼻上颌窦联合开窗、面中掀翻及 Caldwell-Luc 手术等依然是有效解决上颌窦问题的外科技术，结合带角度内镜，应该能够解决大部分上颌窦的问题（表 2-1）。但鼻腔结构，包括下鼻甲、鼻泪管的切除，对鼻腔和泪器功能的影响，术后发生率

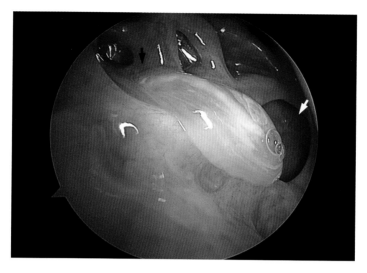

图 2-7　鼻内镜图

鼻窦手术后，上颌窦内黏脓分泌物由自然口（➡）经由后囟部的开窗口（⟶）回流到上颌窦内，形成黏液循环

较高的面部或牙齿麻木等，也是医生和病人面临的困惑。有学者已经分别探索保留下鼻甲或鼻泪管的上颌窦手术入路。

表 2-1　上颌窦手术入路

鼻外入路	经鼻入路
鼻侧切开上颌窦手术	鼻内镜下中鼻道上颌窦开窗术
面中翻揭上颌窦手术	鼻内镜下下鼻道上颌窦开窗术
Denker 手术	鼻内镜下改良 Denker 手术
Caldwell-Luc 手术	鼻内镜下鼻腔外侧壁切除术
	鼻内镜下泪前隐窝入路上颌窦手术

如上所述，由于上颌窦解剖的特殊性，尤其是颧隐窝、齿槽隐窝及泪前隐窝的存在，即便借助角度内镜，上颌窦前、内和内下的区域是难以达到的区域，特别是泪前隐窝，通常在各种内镜下既看不到又无法处理。但恰恰因为泪前隐窝位于鼻泪管前部，鼻腔外侧壁最前缘，切开鼻腔外侧壁，解剖出鼻泪管后，经鼻泪管前开放泪前隐窝，既可以形成进入上颌窦的入路，又因为该入路在上颌窦最前部，十分有利于内镜下对整个上颌窦腔的观察和处理。

2.4 泪前隐窝入路上颌窦手术方法及步骤

2.4.1. 手术适应证

（1）弥漫或复发性上颌窦炎性病变。

（2）局限于上颌窦良恶性肿瘤。

（3）原发或侵入翼腭窝和/或颞下窝肿物。

（4）眶下壁骨折及眶减压术。

（5）累及上颌窦的根尖病灶、含牙囊肿或骨囊肿。

（6）上颌窦、翼腭窝及颞下窝异物。

（7）蝶腭动脉/上颌动脉结扎。

（8）上颌神经阻断。

2.4.2. 方法和步骤

第一步：在下鼻甲头端与鼻内孔之间，由鼻腔外侧壁至鼻底做弧形黏膜切口至骨表面，黏骨膜下剥离，至下鼻甲骨鼻腔外侧壁附着处，离断下鼻甲骨鼻腔外侧壁附着处后，继续向后剥离并暴露鼻泪管下端（图2-8~图2-13）。

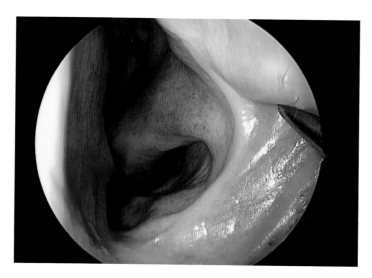

图2-8　泪前隐窝入路手术步骤。鼻内镜下鼻腔前部，切口需选择下鼻甲头端与鼻内孔之间

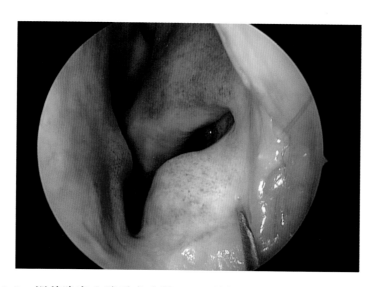

图2-9　泪前隐窝入路手术步骤。1%利多卡因局部黏膜下浸润麻醉

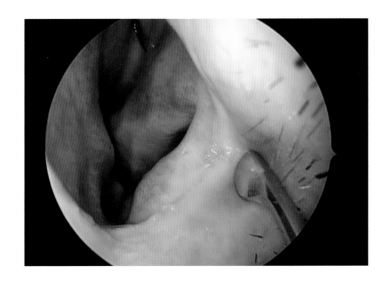

图 2-10   泪前隐窝入路手术步骤。做切口前，用剥离子探梨状孔缘，切口将在梨状孔缘内侧

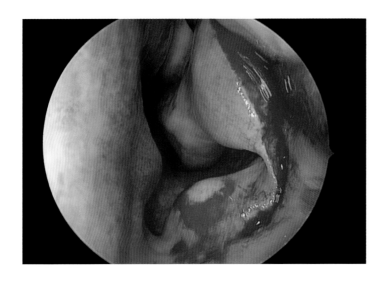

图 2-11   泪前隐窝入路手术步骤。15#球刀沿鼻内孔与下鼻甲头端间鼻腔外侧壁至鼻底切口

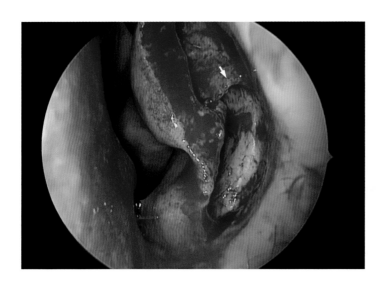

图 2-12   泪前隐窝入路手术步骤。剥离并暴露下鼻甲骨鼻腔外侧壁附着处 (→)

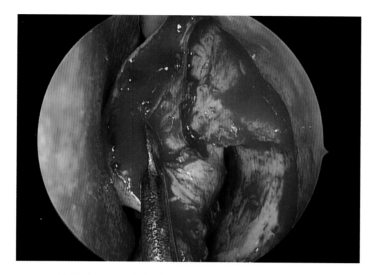

图 2-13　泪前隐窝入路手术步骤。剥离子离断下鼻甲骨性鼻腔外侧壁附着处

第二步：以下鼻甲鼻腔外侧壁附着处为解剖参考标志，用骨凿向后凿开鼻腔外侧壁骨质，解剖出膜性鼻泪管，形成下鼻甲-鼻泪管黏膜瓣并移向内侧，暴露上颌窦内壁（图 2-14～图 2-18）。

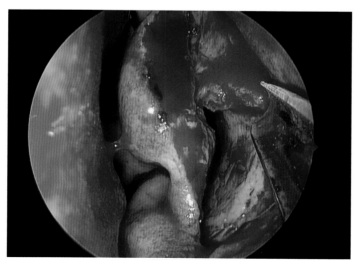

图 2-14　泪前隐窝入路手术步骤。以下鼻甲鼻腔外侧壁附着点为标志，圆凿凿除鼻腔外侧壁骨质，解剖鼻泪管

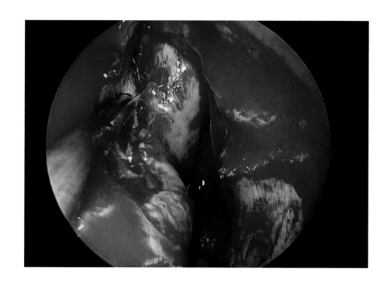

图 2-15　泪前隐窝入路手术步骤。去除鼻腔外侧壁骨质，暴露膜性鼻泪管下段

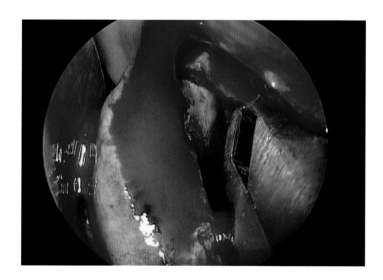

图 2-16　泪前隐窝入路手术步骤。使用 Kerrison 或 Hajek Kofler 咬骨钳咬除鼻腔外侧壁骨质

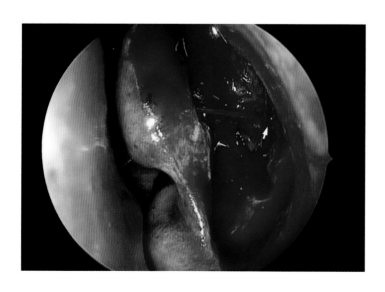

图 2-17　泪前隐窝入路手术步骤。咬除鼻腔外侧壁前缘骨质时，常有无名动脉出血（—→），可以电凝止血

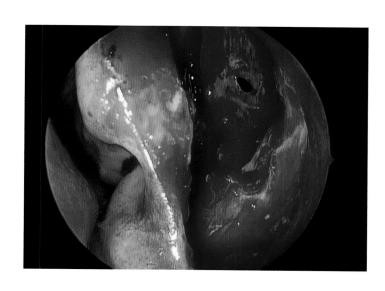

图 2-18　泪前隐窝入路手术步骤。暴露上颌窦黏膜

　　第三步：去除上颌窦内壁黏膜，即开放泪前隐窝形成进入上颌窦入路（图 2-19～图 2- 21）。

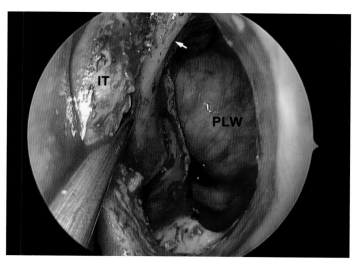

图 2-19　泪前隐窝入路手术步骤。内移下鼻甲和鼻泪管，去除上颌窦黏膜并开放泪前隐窝后形成进入上颌窦的入路，即泪前隐窝上颌窦入路。IT：下鼻甲，PLW：后外侧壁

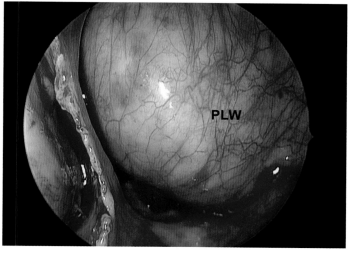

图 2-20　泪前隐窝入路手术步骤。经泪前隐窝入路导入内镜后，可清晰过程和处理上颌窦问题，并可以经后外侧壁（PLW）进入翼腭窝和颞下窝

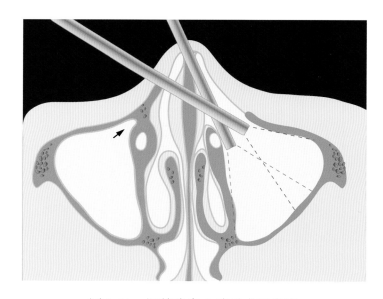

图 2-21   泪前隐窝入路手术示意图

→：泪前隐窝。内镜经开放的泪前隐窝进入上颌窦

　　第四步：完成上颌窦、翼腭窝或颞下窝病灶处理后，复位下鼻甲-鼻泪管黏膜瓣，缝合鼻腔外侧壁黏膜切口，根据病变性质及引流的必要性做或不做下鼻道开窗（图 2-22）。

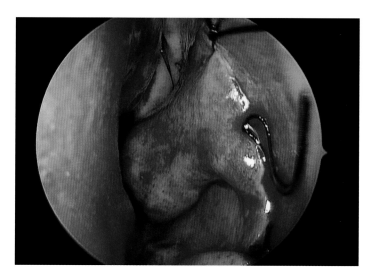

图 2-22   泪前隐窝入路手术步骤。完成上颌窦操作后，复位鼻腔外侧壁，缝合黏膜切口

2.4.3. 要点

（1）切口。剥离子确认梨状孔缘（梨状嵴）后，选择其内侧之鼻内孔与下鼻甲头端之间做黏膜切口，注意切口勿经下鼻甲腋，否则剥离时，局部容易撕脱。

（2）解剖鼻泪管。解剖标志是下鼻甲骨性鼻腔附着点，建议用圆凿，安全，快速。

（3）上颌窦窦壁的切除限于内壁，通常不切除前壁，避免和减少因切除前壁损伤齿槽神经所导致的面部麻木、胀痛或牙齿麻木的并发症。

（4）下鼻道上颌窦开窗。清除病灶后，通常不需要行下鼻道上颌窦开窗。若为引流或抽取上颌窦填塞物，可以选择开窗；术后上颌窦随访观察，可以经鼻腔中鼻道上颌窦开窗口。

2.4.4. 手术入路优点

（1）充分显露上颌窦腔，便于窦内病灶观察和处理。

（2）保留下鼻甲和鼻泪管，维护鼻腔和泪道的功能。

（3）提供进入翼腭窝、颞下窝和处理眶底壁的手术径路。

2.5 病例

病例1：患者男性，54岁。复发上颌窦内翻性乳头状瘤（右侧）。经鼻泪前隐窝入路切除上颌窦肿瘤（图2-23~图2-43）。

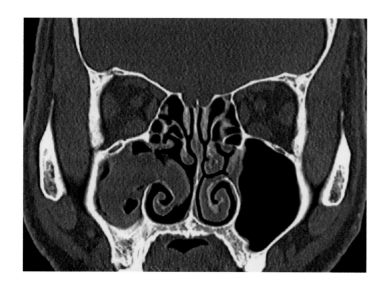

图 2-23 冠状位鼻窦 CT 扫描
右侧上颌窦鼻腔软组织密度影，部分含气

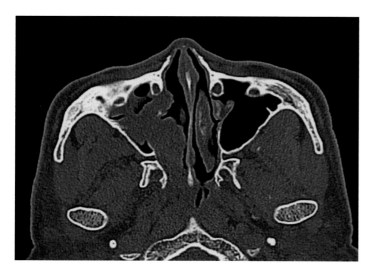

图 2-24 轴位鼻窦 CT 扫描
右侧上颌窦软组织密度影，与鼻腔软组织相连，鼻腔软组织突入鼻腔后部和后鼻孔

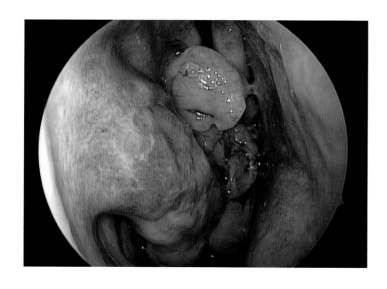

图 2-25 鼻内镜下见鼻腔新生物为乳头状，分叶

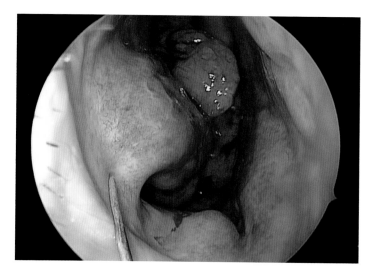

图 2-26 1% 利多卡因下鼻甲头端黏膜下浸润

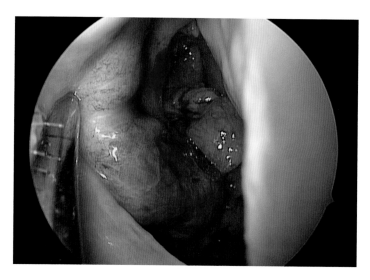

图 2-27 剥离子探梨状孔缘

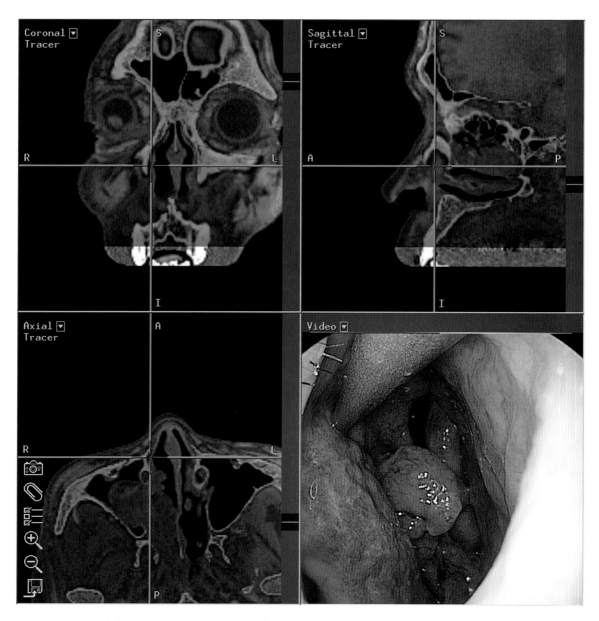

图 2-28　CT/MRI 融合影像导航下探针指示泪前隐窝前内壁位置

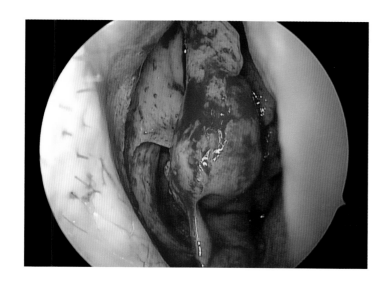

图 2-29 于下鼻甲鼻内孔之间做鼻腔外侧壁切口，暴露下鼻甲鼻腔外侧壁骨性附着处

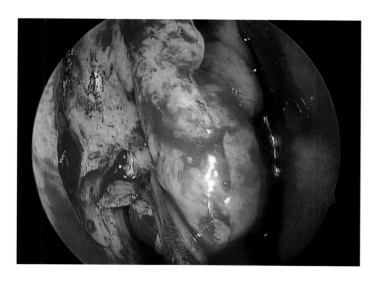

图 2-30 剥离子离断下鼻甲骨鼻腔外侧壁附着处

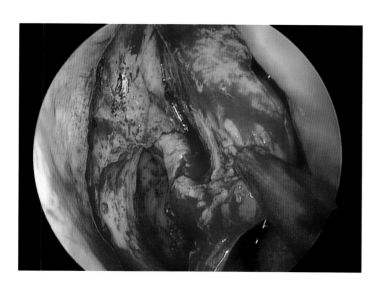

图 2-31 显露鼻泪管下段

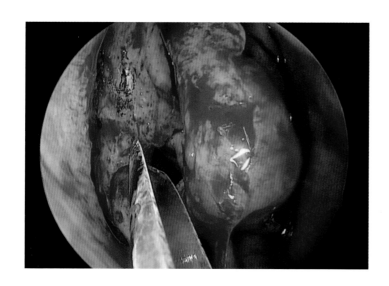

图 2-32　下鼻甲骨鼻腔外侧壁附着处为标志，用圆凿解剖鼻泪管

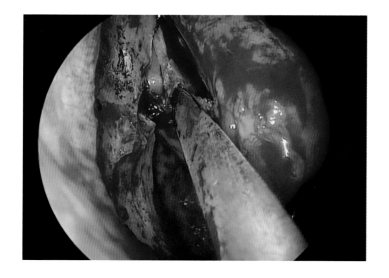

图 2-33　凿开并暴露膜性鼻泪管

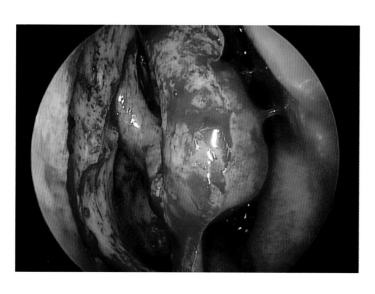

图 2-34　充分暴露膜性鼻泪管下段

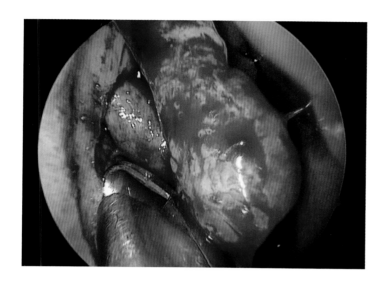

图 2-35 Kerrison 或 Hajek Kofler 咬骨钳咬除鼻腔外侧壁骨质

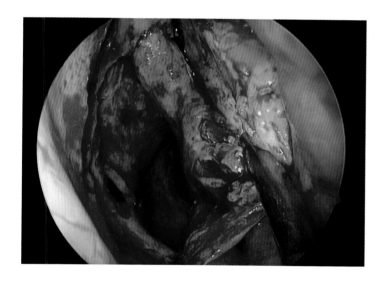

图 2-36 内移下鼻甲－鼻泪管后，暴露上颌窦黏膜

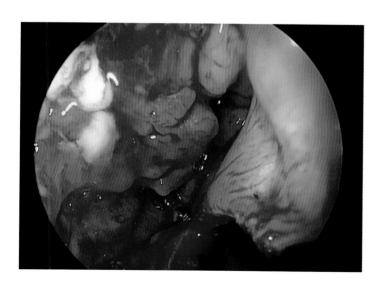

图 2-37 切除上颌窦黏膜，开放泪前隐窝，进入上颌窦，可见上颌窦乳头状肿物

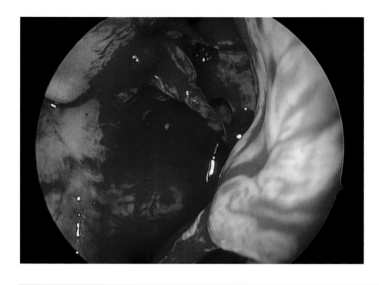

图 2-38a　清除窦内瘤体后，见其附着部位于上颌窦顶壁和后外侧壁

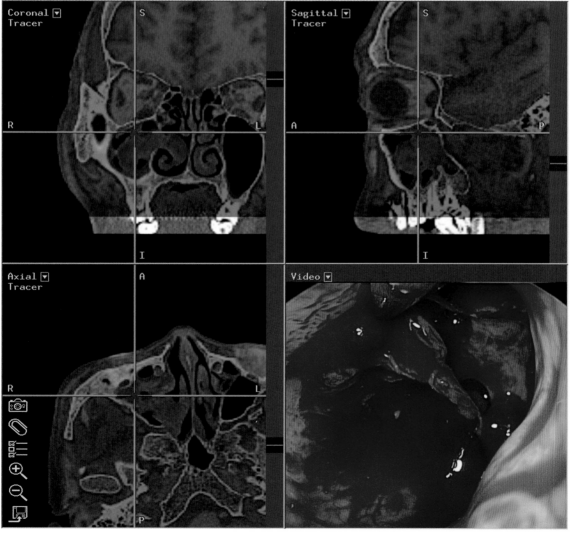

图 2-38b　影像导航系统显示肿瘤附着位置

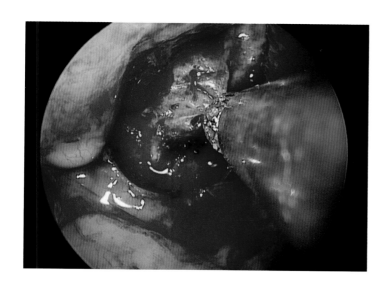

图 2-39 瘤体附着处窦壁骨质增生，呈松质骨样。电钻磨除局部骨质

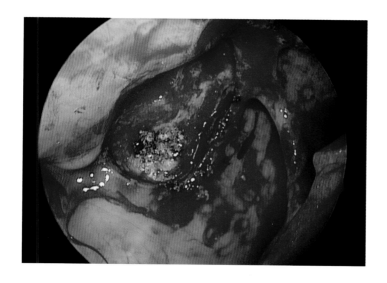

图 2-40 瘤体附着处骨质磨除后，电凝基底部

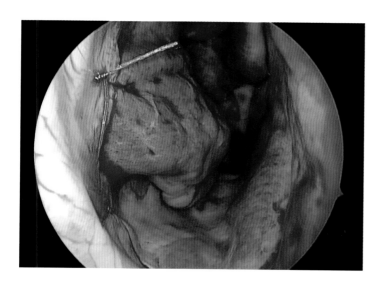

图 2-41 肿瘤切除后，复位鼻腔外侧壁，缝合切口，基本恢复鼻腔外侧壁结构和形态

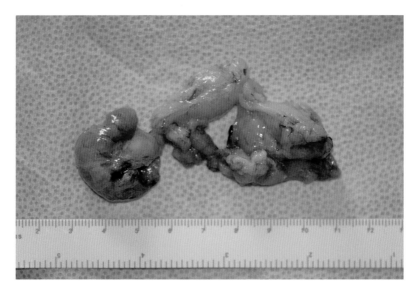

图 2-42　肿瘤标本，实现 en bloc 切除

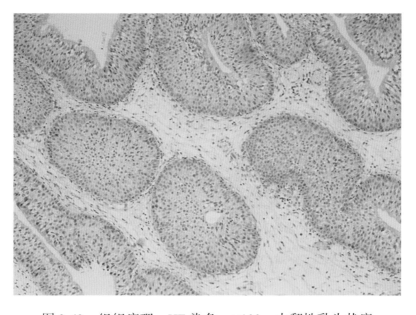

图 2-43　组织病理，HE 染色，×100。内翻性乳头状瘤

病例 2：患者男性，58 岁。复发蝶窦外侧隐窝脑膜脑膨出伴脑脊液鼻漏（右侧）。经鼻泪前隐窝入路经上颌窦后外侧壁进入蝶窦外侧隐窝，行膨出脑组织切除及颅底缺损修补（图 2-44～图 2-66）。

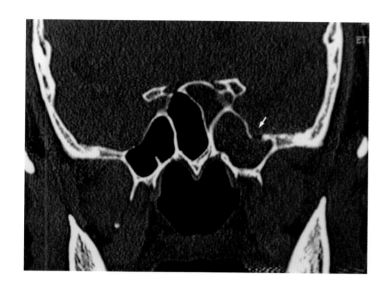

图 2-44　冠状位 CT 扫描，骨窗。蝶窦外侧隐窝软组织影，上壁颅底骨质不连续 (→)

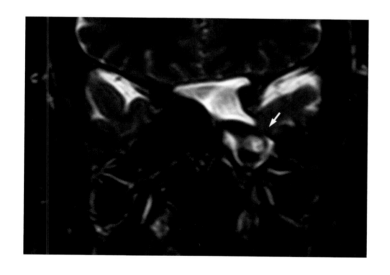

图 2-45　冠状位 MRI，T2 加权像。蝶窦外侧隐窝混杂信号与颅内脑组织延续 (→)，提示脑组织膨出。左侧蝶窦长 T2 信号

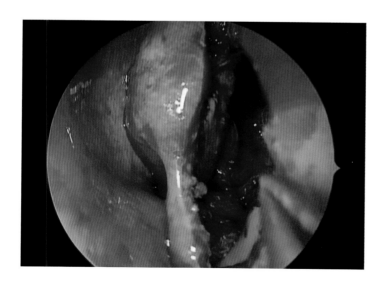

图 2-46　下鼻甲头端鼻腔外侧壁切开后，解剖出鼻泪管，开放泪前隐窝，形成进入上颌窦入路

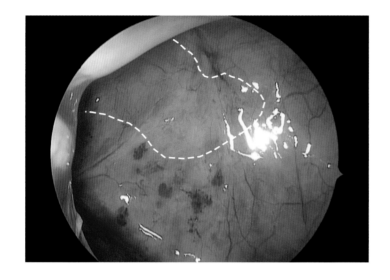

图 2-47　内镜进入上颌窦，清楚观察上颌窦后外侧壁。虚线显示为蝶窦外侧隐窝在上颌窦后外侧壁的投影

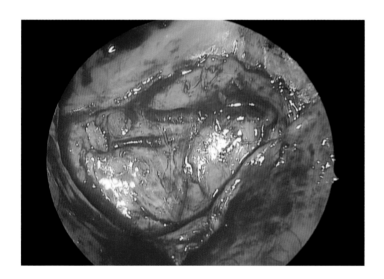

图 2-48　去除上颌窦后外侧壁后内上黏膜和骨质 (蝶窦外侧隐窝投影于此)，显露翼腭窝骨膜表面血管

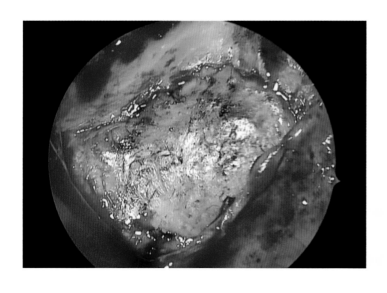

图 2-49　双极电凝骨膜血管

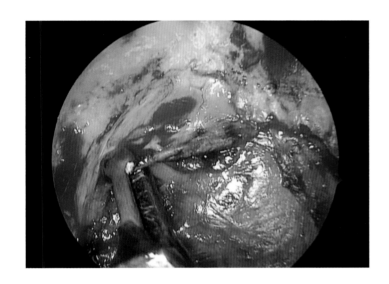

图 2-50 借助双极和单极电凝解剖翼腭窝

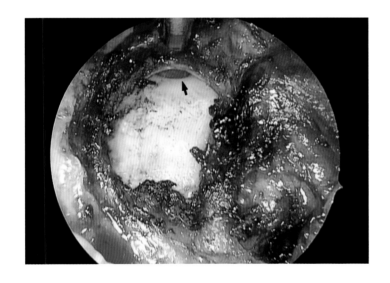

图 2-51 显露翼突根，即蝶窦外侧隐窝前壁骨质。吸引器头指示为圆孔（→），可以作为颅底及颅底缺损判断标志，蝶窦外侧隐窝颅底骨质缺损在圆孔外侧

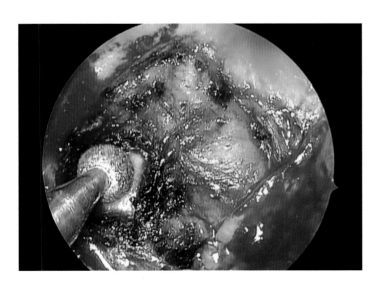

图 2-52 高速电钻磨出蝶窦外侧隐窝前壁骨质

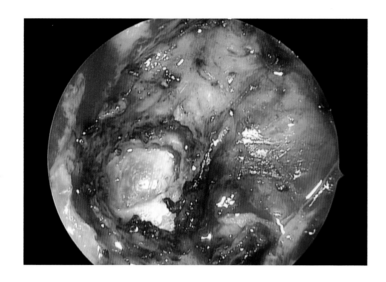

图 2-53　暴露蝶窦外侧隐窝黏膜

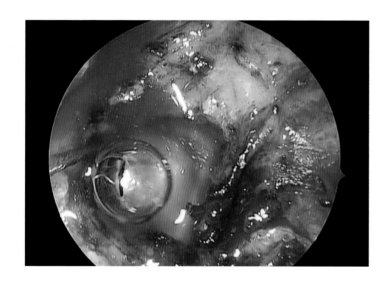

图 2-54　切开蝶窦外侧隐窝黏膜，即有脑脊液流出

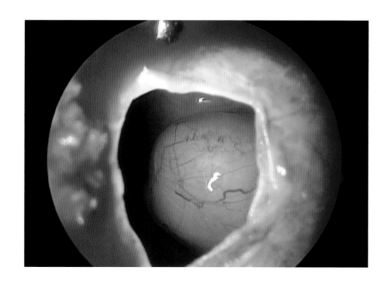

图 2-55　去除蝶窦外侧隐窝黏膜，直视下可见浸在脑脊液中悬垂于外侧隐窝顶壁至光滑圆形新生物，表面清晰血管纹，为膨出脑组织

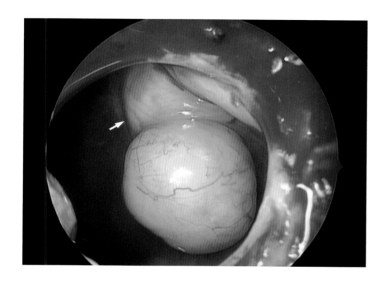

图 2-56　膨出脑组织位于圆管隆起（→）外侧之蝶窦外侧隐窝顶壁

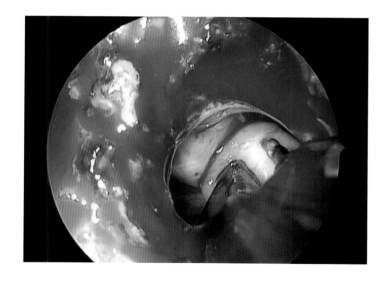

图 2-57　双极电凝凝固膨出脑组织

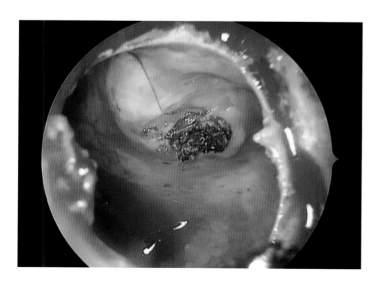

图 2-58　凝固并切除膨出脑组织至颅底水平，局部缺损区约 4mm×6mm

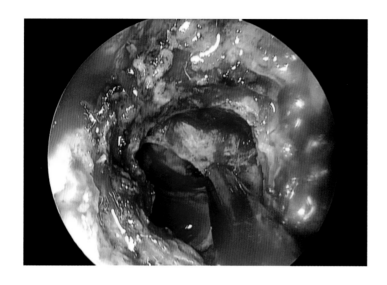

图 2-59　剥离局部蝶窦外侧隐
窝黏膜做移植骨床

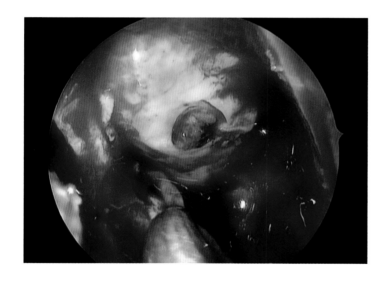

图 2-60　黏膜剥离至内侧显示
较为充分的移植骨床面积

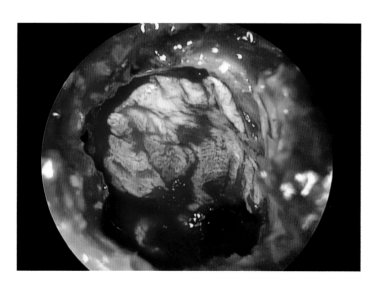

图 2-61　贴补阔肌筋膜

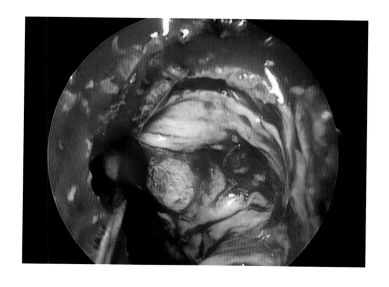

图 2-62　复位蝶窦黏膜并覆盖
于筋膜上面

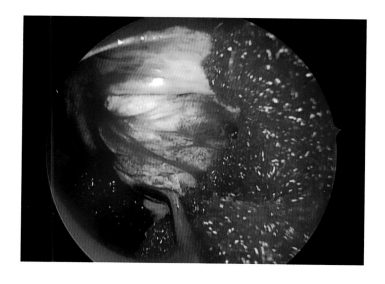

图 2-63　明胶海绵局部填塞固
定黏膜和筋膜

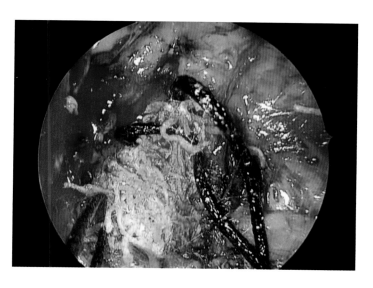

图 2-64　带线小碘仿纱条局部
填塞

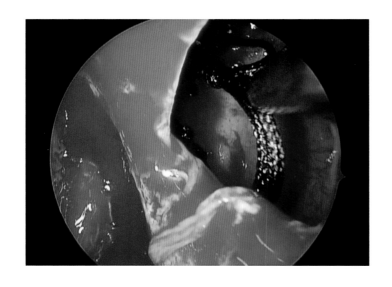

图 2-65 缝合鼻腔外侧壁切口做下鼻道上颌窦开窗，将填塞碘仿纱条引线吸出，便于抽取

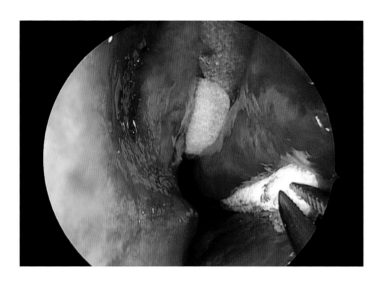

图 2-66 膨胀海绵剪成细条后分别填塞下鼻道和鼻腔，固定和塑形鼻腔外侧壁

2.6 术后随访

泪前隐窝手术后，鼻腔外侧壁复位并缝合，鼻腔处理比较简单，几乎无结痂或水肿等问题。鼻腔清洗是主要术后处理措施；上颌窦内的观察和处理通常可以经中鼻道上颌窦开窗口进行，也可以利用软性纤维内镜，非常方便。由于上颌窦内壁前部，即泪前隐窝的内壁已经去除，术后鼻腔外侧壁会逐渐向外侧略凹陷

（图 2-67），术后 3~6 个月，上颌窦窦腔会因此变小，也利于经中鼻道开窗口观察（图 2-68）。对于上颌窦自然口保持完整，可以选择经下鼻道上颌窦开窗口复查或通过影像学方法复查（图 2-69，图 2-70）。

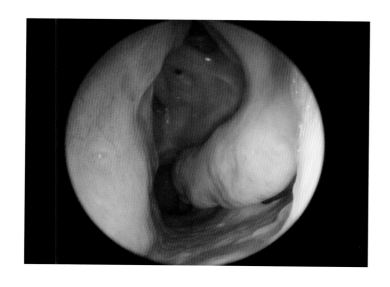

图 2-67　泪前隐窝上颌窦内翻性乳头状瘤术后 4 年，鼻腔黏膜光滑。鼻腔外侧壁略像外侧凹陷

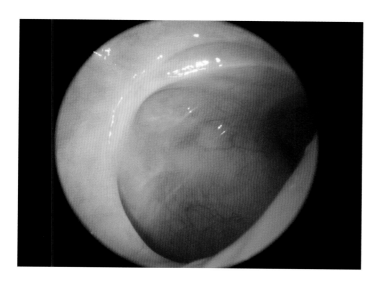

图 2-68　泪前隐窝上颌窦内翻性乳头状瘤术后 4 年，70°镜下见上颌窦黏膜光滑

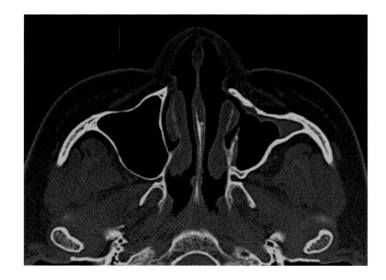

图 2-69 泪前隐窝上颌窦内翻性乳头状瘤术后 4 年。鼻窦 CT 扫描，轴位。下鼻甲略向外侧移位，上颌窦含气好，前壁轻度增厚软组织影

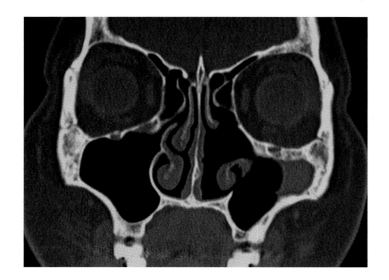

图 2-70 泪前隐窝上颌窦内翻性乳头状瘤术后 4 年。鼻窦 CT 扫描，冠状位。上颌窦形态基本正常，窦壁骨质增厚。外侧颧隐窝软组织影，为术后黏膜瘢痕

2.7 参考文献

1. Nicolai P，et al. Different endoscopic options in the treatment of inverted papilloma. Operative Techniques in Otolaryngology，2006，17：80-86.

2. Wormald PJ，Ooi E，Hasselt A van，et al. Endoscopic removal of sinonasal inverted papilloma including endoscopic maxillectomy. Laryngoscope，2003，113：867-873.

3. Weber RK，Werner JA，Hildenbrand T. Endonasal endoscopic medial maxillectomy with preservation of the inferior turbinate. Am J Rhinol Allergy，2010，24：132-135.

4. Nakamaru Y，Furuta Y，Takagi D，et al. Satoshi Fukuda1Preservation of the nasolacrimal duct during endoscopic medial maxillectomy for sinonasal inverted papilloma. Rhinology，2010，48，452-456.

5. Hosemann W，Scotti，Bentzien S. Evaluation of telescopes and forceps for endoscopic transnasal surgery on the maxillary sinus. Am J Rhinol Allergy，2003，17：311-316.

3 Draf Ⅱb/Ⅲ型额窦手术

3.1 简介

鼻内镜外科时代，改变并且明显提高了慢性鼻窦炎的诊疗水平，即便如此，就内镜鼻窦手术技术而言，经鼻实施额窦手术具有挑战性，并被认为是近十年来鼻外科技术的热点。由于额隐窝空间狭小，解剖复杂或复发鼻窦炎伴额隐窝骨质增生等，经鼻开放额窦较为困难，经鼻切除额隐窝及额窦内病灶，则更为困难。经典的鼻外入路手术，是目前许多医生的首选。德国 Wolfgang Draf 教授（1940. 11. 29~2011. 10. 24）于 1991 年报告了他们团队在显微镜下完成的额窦手术分型（即 Draf Ⅰ~Ⅲ型额窦手术，见表 3-1）及经验，随着内镜外科技术的成熟和普及，经鼻内镜下可以完成和 Draf Ⅰ~Ⅲ型额窦手术的内容，尤其是 Draf Ⅱb~Ⅲ型额窦手术，许多疑难或复杂的额窦问题，可以得到解决，经鼻，且损伤小，微创和精确。换言之，Draf Ⅱb~Ⅲ型额窦手术主要针对复杂额窦疾病的经鼻内镜手术。所谓复杂额窦病变，主要包括：额窦口前后径小和/或内鼻嵴发育不良、前期内镜手术失败需要再手术者、广泛额窦鼻息肉、额窦外伤、额窦肿瘤等，以及额窦骨成形+脂肪填充手术失败的病例。

Draf Ⅲ 与内镜下经鼻改良 Lothrop 术式（endoscopic modified Lothrop procedure，EMLP）或"Drill-out"手术等同。

表 3-1　鼻内额窦手术 Draf 分型

Draf Ⅰ		去除位于额窦口下方阻塞额窦引流的前筛气房，保证额窦口引流通畅
Draf Ⅱ	a	去除突入额窦的筛房，在中鼻甲和纸样板间扩大额窦口
	b	去除单侧鼻中隔和眶内壁间的额窦底壁，包括部分上颌骨额突及额鼻嵴，扩大额窦口
Draf Ⅲ（EMLP）		去除双侧额窦底壁以及相邻的鼻中隔，建立双侧贯通的额窦引流通道

3.2　手术适应证

分型		内容
Draf Ⅰ		病变位于额隐窝水平的初次手术；直接观察额窦需 30°或 70°内镜 无系统因素（哮喘、阿司匹林耐受不良、不动纤毛综合征等）
Draf Ⅱ	a	Ⅰ型手术失败或鼻窦炎严重并发症 额隐窝或额窦内侧黏液囊肿或脓囊肿
	b	所有Ⅱa 的手术适应证或Ⅱa 手术后最大径≤5 mm 良性肿瘤
Draf Ⅲ（EMLP）		复发难治额窦炎（额窦瘢痕、息肉或黏着分泌物） 额窦口前后径小和/或额鼻嵴发育不良或额隐窝明显骨质增生 前期 Draf Ⅱ型或鼻侧切开术失败病例 伴系统因素的严重鼻息肉患者（变应性真菌性鼻窦炎、伴哮喘复发鼻息肉等） 局限额窦内良恶性肿瘤，如内翻性乳头状瘤、骨瘤等

3.3 手术器械

0°、45°或70°镜下进行，以0°为主。应有高速鼻颅底电钻及动力系统，后者包括55°、60°或70°弯切割或磨削钻，手术器械主要包括Kerrison咬骨钳和相应角度咬切和组织钳。

3.4 手术方法及技巧

（1）Draf Ⅱb：和Ⅱa保留中鼻甲相比，Ⅱb需要部分切除中鼻甲，即切除眶纸板和鼻中隔之间的额隐窝结构。

第一步：开放额隐窝或明确额隐窝后缘（图3-1）。

第二步：部分切除上颌骨额突黏膜（图3-2~图3-4），并以额隐窝后缘为界，部分切除中鼻甲前端，显露中鼻甲上端附着对应的额窦底（图3-5）。

第三步：电钻磨除外侧上颌骨额突至泪囊内壁及前部额鼻嵴至皮下软组织骨膜，清除额隐窝额筛气房，开放额窦（图3-6~图3-9）。

为了切除额窦内病灶，可以进行切除部分鼻中隔及其对应的额窦底，扩大开放额窦口的改良或变通（图3-10）。尽可能保留额窦周围，通常是后部的黏膜的完整。

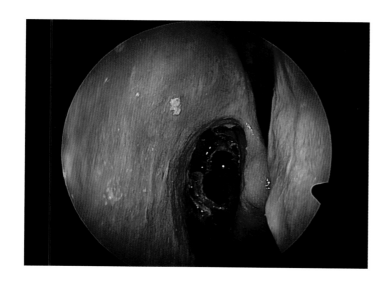

图 3-1 Draf Ⅱb 额窦手术第一步。开放筛窦后明确额隐窝后缘。图为中鼻甲前端及上颌骨额突

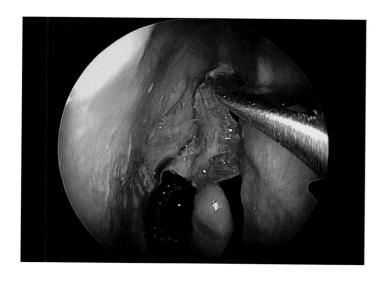

图 3-2 Draf Ⅱb 额窦手术第二步。由中鼻甲附着处上方鼻顶向上颌骨额突前做黏膜切口

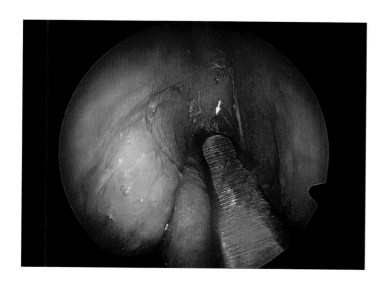

图 3-3 Draf Ⅱb 额窦手术第二步。并剥离黏膜，显露上颌骨额突及鼻顶骨质。→：筛前动脉分支

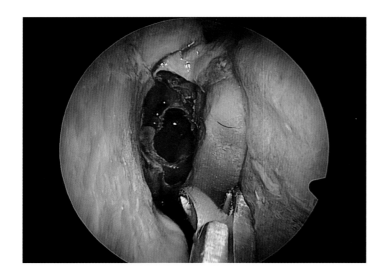

图 3-4　Draf Ⅱb 额窦手术第二步。以额隐窝为后界，咬切钳部分切除中鼻甲前端

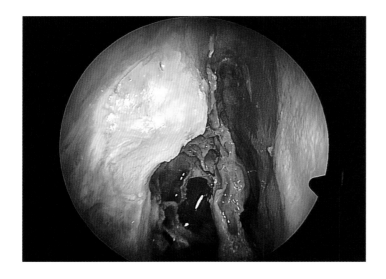

图 3-5　Draf Ⅱb 额窦手术第二步。完成上颌骨额突黏膜及中鼻甲部分切除后，显露额窦底区域

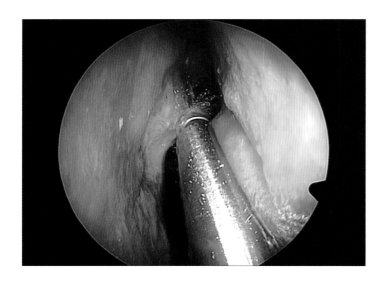

图 3-6　Draf Ⅱb 额窦手术第三步。高速电钻从上颌骨额突开始磨削骨质

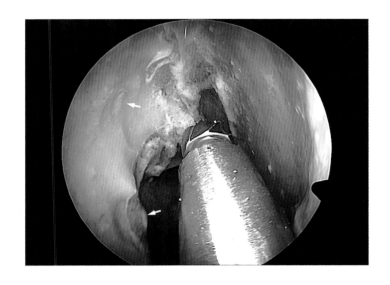

图 3-7 Draf Ⅱb 额窦手术第三步。外侧磨削骨质之泪囊和鼻根部皮下软组织（→）

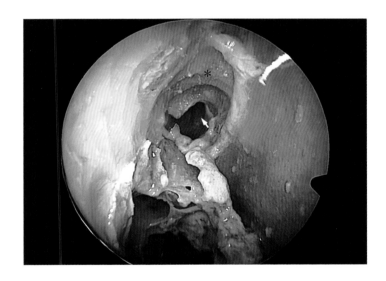

图 3-8 Draf Ⅱb 额窦手术第三步。向前磨出额鼻嵴，显露额窦（→），＊：额鼻嵴

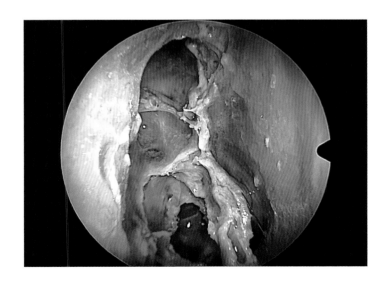

图 3-9 Draf Ⅱb 额窦手术第三步。充分磨削额鼻嵴并清理额隐窝筛房间隔，于鼻中隔和眶纸板之间形成宽敞额窦引流通道

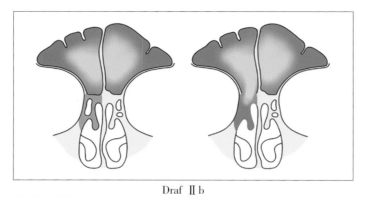

Draf Ⅱb

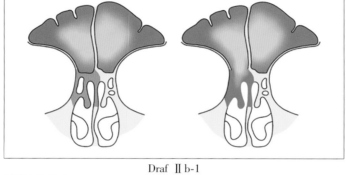

Draf Ⅱb-1

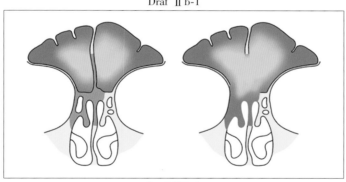

Draf Ⅱb-2

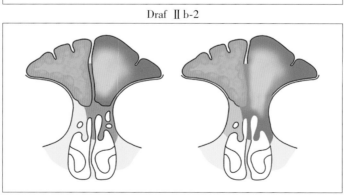

Draf Ⅱb-3

图 3-10　Draf Ⅱb 及改良方法 Draf Ⅱb-1～3 型手术模式
图。蓝色代表不同术式所切除的范围

（2）Draf Ⅲ（EMLP）手术步骤：Draf Ⅱb 是 Draf Ⅲ 的基础。

在上述手术步骤的第二步，需要以额隐窝为后界，于额窦底做直径 1.5～2 cm 鼻中隔开窗，开窗大小以能否经开窗口观察到对侧上颌骨额突为准（图 3-11～图 3-13）。两侧按照上述步骤完成第三步后，去除大部分额窦中隔，然后寻找到第一对嗅丝（图 3-14～图 3-16）并以此为安全后界解剖参考标志，电钻削低额窦后缘，获得最大前后径，形成双侧额窦融合的中线引流通道（图 3-17）。

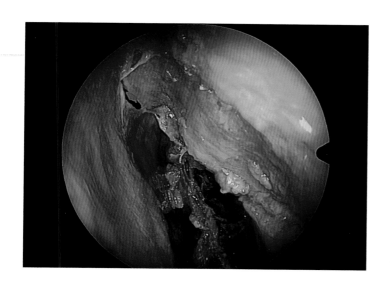

图 3-11　Draf Ⅲ型额窦手术步骤，鼻中隔开窗。切除左侧上颌骨额突黏膜

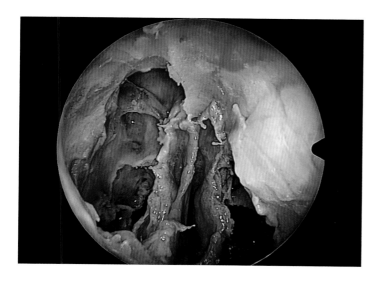

图 3-12　Draf Ⅲ型额窦手术步骤，鼻中隔开窗。以额隐窝为后界切除额窦底鼻中隔，形成 1.5～2 cm 窗口

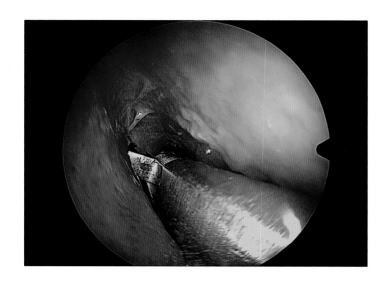

图 3-13　Draf Ⅲ 型额窦手术步骤，鼻中隔开窗。反张咬钳向前扩大鼻中隔窗口

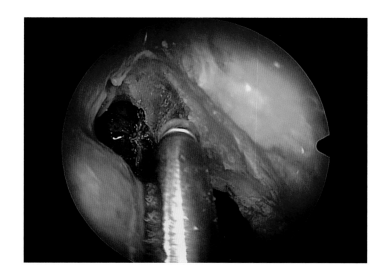

图 3-14　Draf Ⅲ 型额窦手术步骤，磨削额窦底。高速电钻重复 Draf Ⅱb 的步骤三

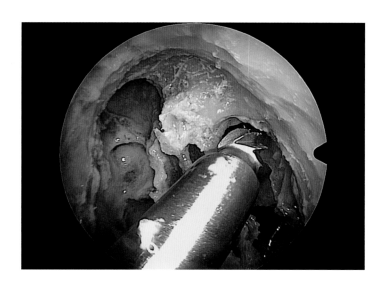

图 3-15　Draf Ⅲ 型额窦手术步骤，磨削额窦底。可经鼻中隔窗口进行双鼻孔入路操作

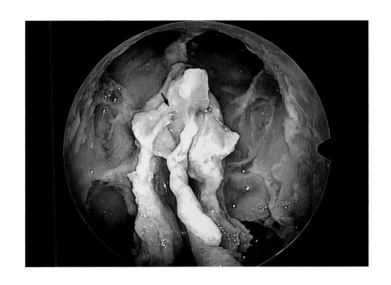

图 3-16 Draf Ⅲ 型额窦手术步骤，扩大额窦引流通道。充分磨削左侧上颌骨额突和额鼻嵴之后，磨除大部分额窦中隔，两侧额窦融合后，以第一对嗅丝（→）为标志，磨削额窦后缘

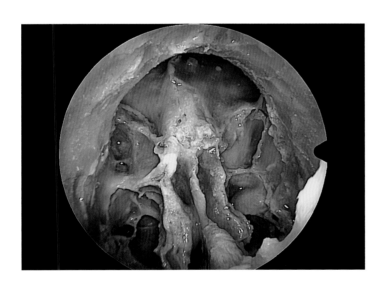

图 3-17 Draf Ⅲ 型额窦手术步骤，扩大额窦引流通道。电钻削低额窦后缘后，获得额窦中线引流通道最大程度前后径

手术要点：

解剖参考标志与安全界：额窦口后缘为颅底标志。Draf 描述局部由额窦后缘、筛骨水平板和鼻中隔上部共同形成的结构，即 Frontal T（图 3-18），可以作为开放额窦底及鼻中隔开窗的安全后界，术中可以以第一对嗅丝（筛板最前缘）定位；外侧则为泪囊和眶纸板；前界是鼻根部皮下软组织。向前磨削之皮下软组织，减少局部骨质，可避免术后新骨形成及瘢痕修复引发的狭窄。

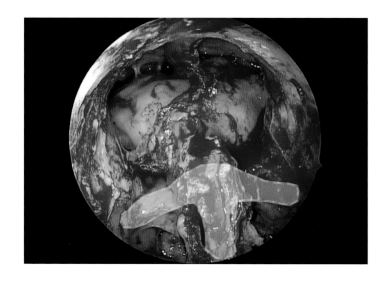

图 3-18　"frontal T"，即由额窦后壁下缘和筛顶（颅底）相交构成横"一"，由鼻中隔构成"1"，组成中线引流通道后壁的"T"字形结构，作为引流通道后界的标志

3.5　病例

病例 1：患者男性，48 岁。外伤性额窦脑膜脑膨出伴脑脊液鼻漏（右侧）。头部外伤后流清水 1 年。经鼻内镜下 Draf Ⅱb 型额窦手术切除膨出脑组织，并行颅底修补（图 3-19～图 3-46）。

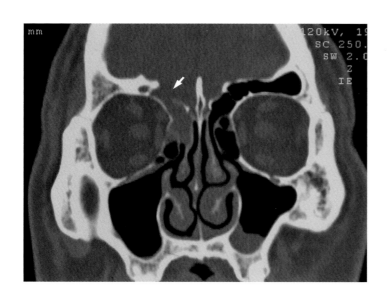

图 3-19　鼻窦 CT 扫描，冠状位，骨窗。右侧额窦后壁骨质不连续（→）；额窦及额隐窝软组织密度影

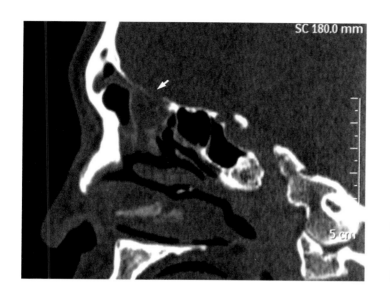

图 3-20　鼻窦 CT 扫描，矢状位，骨窗。额窦后壁骨质不连续（→）

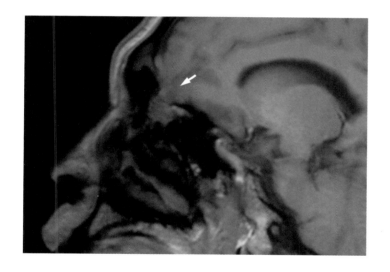

图 3-21　鼻窦 MRI，矢状位，T1 加权像。额窦略长 T1 信号，与额叶脑组织连续

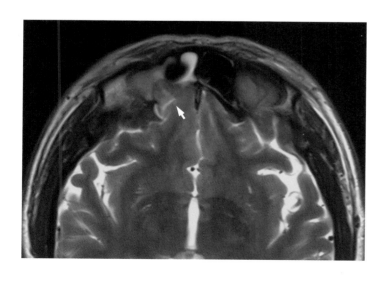

图 3-22　鼻窦 MRI，轴位，T2 加权像。右侧额窦后壁可见脑组织突入额窦（→）

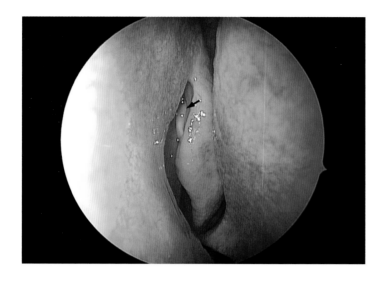

图 3-23　鼻内镜所见，中鼻道可见白色新生物（→）

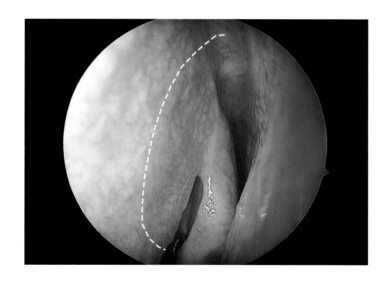

图 3-24　中鼻道前端，虚线示黏膜切开范围，即上颌骨额突及中鼻甲附着处对应的鼻顶

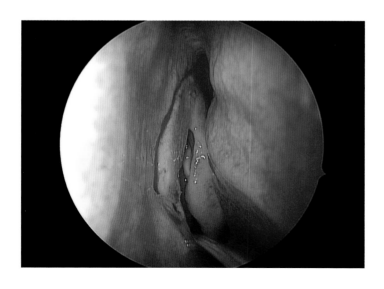

图 3-25　切开黏膜

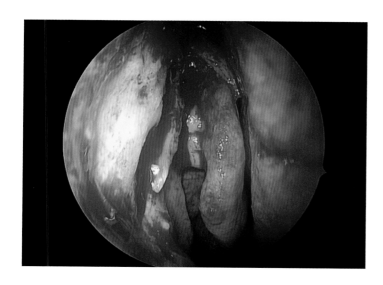

图 3-26 剥离并去除黏膜显露上颌骨额突

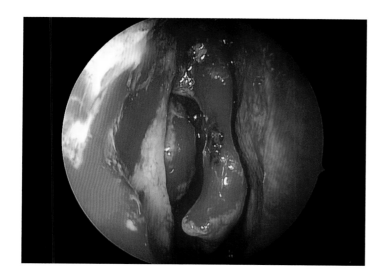

图 3-27 部分切除中鼻甲前端

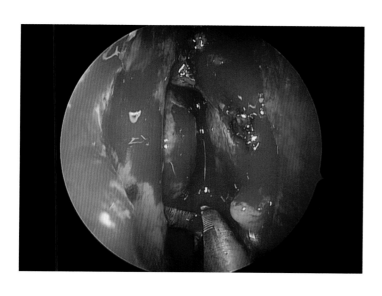

图 3-28 "摇门式"方式切开钩突

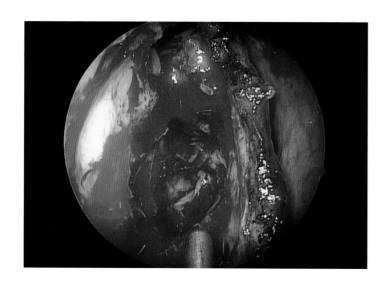

图 3-29　开放前筛及部分后筛，充分暴露额隐窝

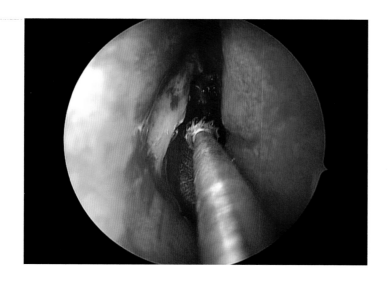

图 3-30　高速电钻磨削上颌骨额突

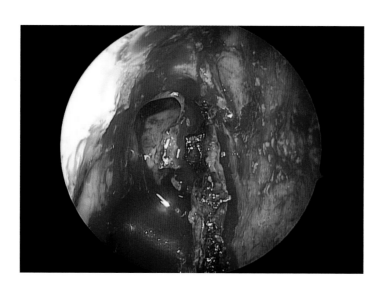

图 3-31　显露额窦

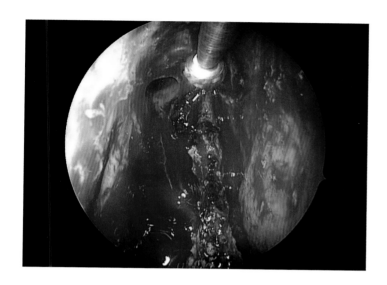

图 3-32　磨削额鼻嵴

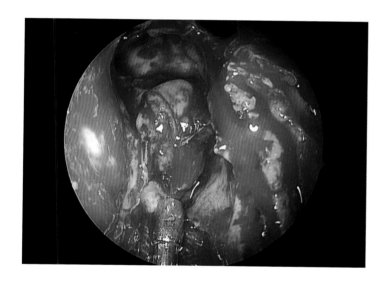

图 3-33　充分开放额窦，显露
膨出脑组织

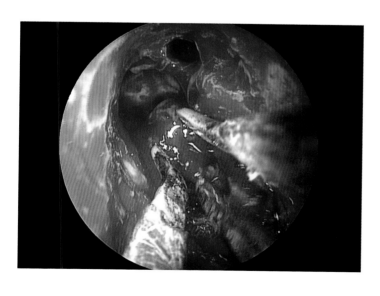

图 3-34　双击电凝凝固并切除
膨出脑组织

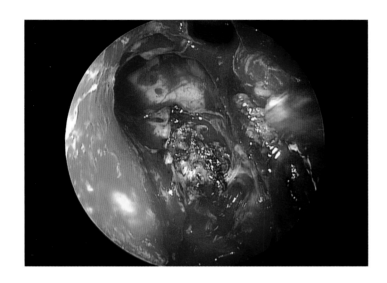

图 3-35　膨出脑组织固缩后，见其由额窦后壁突出

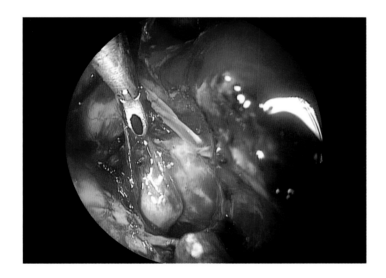

图 3-36　清除膨出脑组织周围黏膜

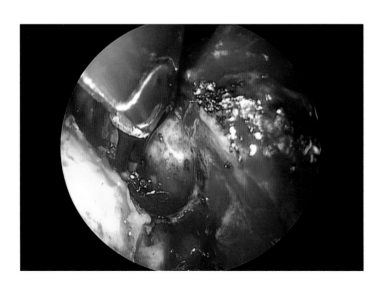

图 3-37　双击电凝凝固脑组织至颅底（额窦后壁）平面

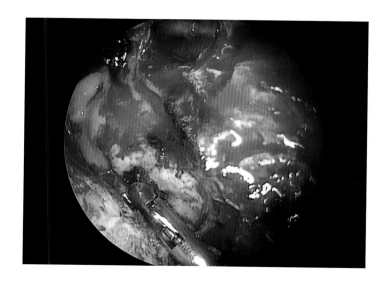

图 3-38　清除局部焦痂和残余黏膜

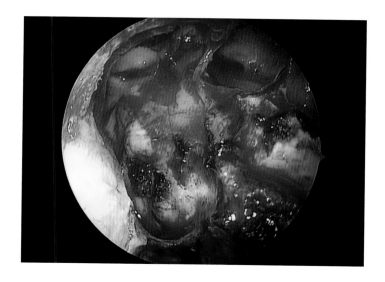

图 3-39　脑膜脑经由额窦后壁约 6 mm 直径缺损处膨出。清除周围黏膜做好移植床

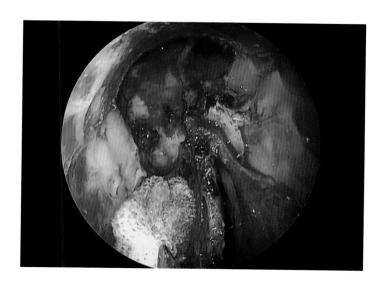

图 3-40　首先使用碘仿纱条衬垫于额隐窝后缘

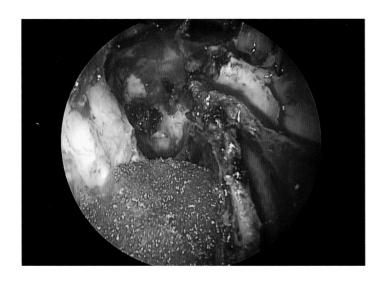

图 3-41　庆大霉素明胶海绵覆
于碘仿纱条

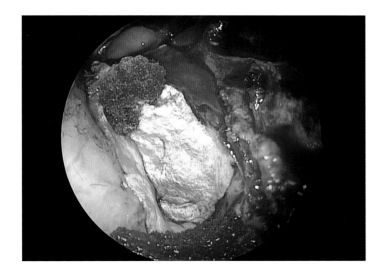

图 3-42　阔肌筋膜贴覆移植床，
覆盖颅底缺损区

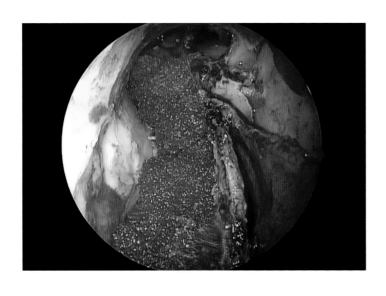

图 3-43　阔肌筋膜表面压覆庆
大霉素明胶海绵

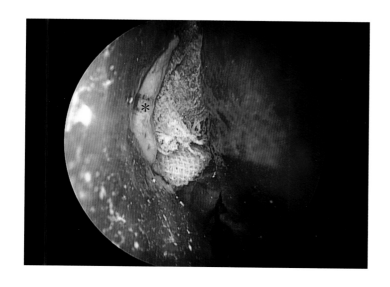

图 3-44 最外层压碘仿纱条，取开筛时获取的钩突黏膜覆于上颌骨额突裸露骨面。＊取游离黏膜片覆于裸露上颌骨额突骨面

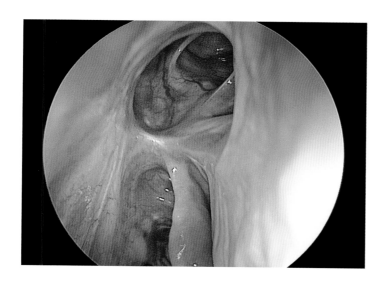

图 3-45 术后 16 个月 0°内镜下所见。额窦开放良好，术腔上皮化，光滑

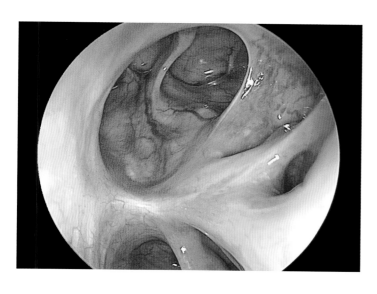

图 3-46 术后 16 个月 0°内镜下近距所见额窦开放良好，颅底修补区域黏膜上皮化，光滑

病例 2：患者男性，52 岁。复发真菌球型额窦炎（右侧），持续右侧前额部头痛。经鼻内镜下 Draf Ⅱb 型额窦开放及病灶清除术（图 3-47～图 3-74）。

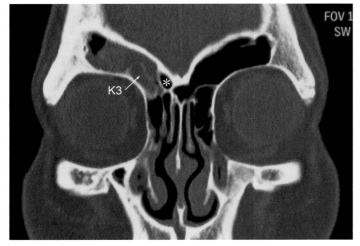

图 3-47　鼻窦 CT 扫描，冠状位，骨窗。右侧额窦软组织密度影，伴有点状钙化影，窦腔部分含气。K3：Kuhn3 型额气房，＊：额窦中隔气房

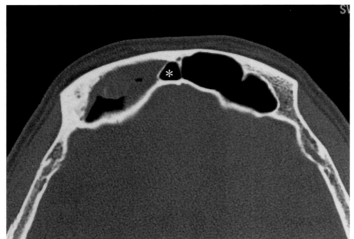

图 3-48　鼻窦 CT 扫描，轴位，骨窗。右侧额窦软组织密度影，伴有点状钙化斑。＊：额窦中隔气房

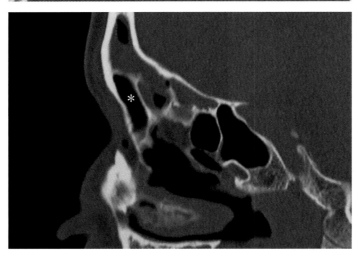

图 3-49　鼻窦 CT 扫描，矢状位，骨窗。额窦软组织密度影。＊：额窦中隔气房

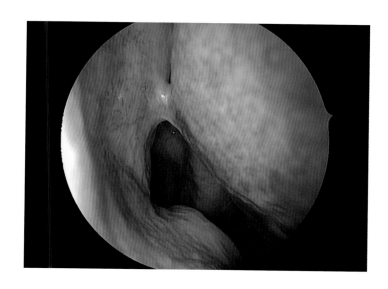

图 3-50　鼻内镜下所见前期手术瘢痕

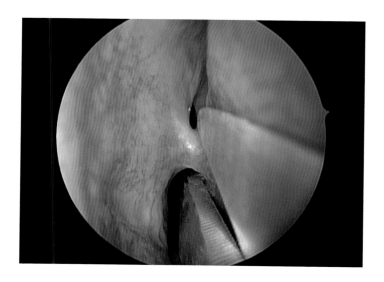

图 3-51　剪开粘连带

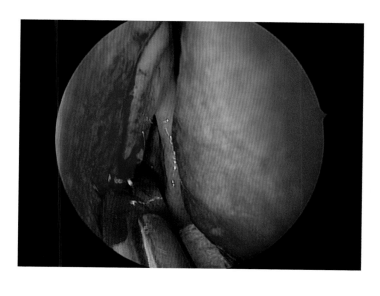

图 3-52　切开上颌骨额突区域黏膜

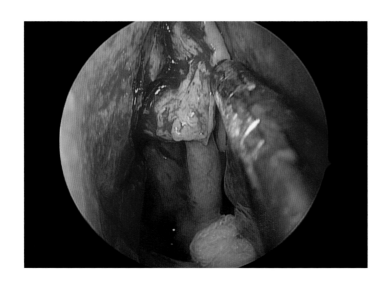

图 3-53　剥离并去除上颌骨额突黏膜

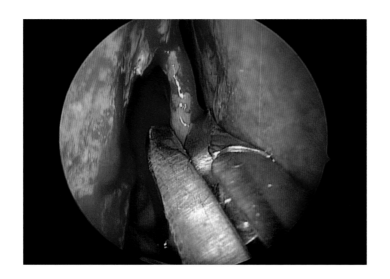

图 3-54　使用咬切钳咬除中鼻甲前端

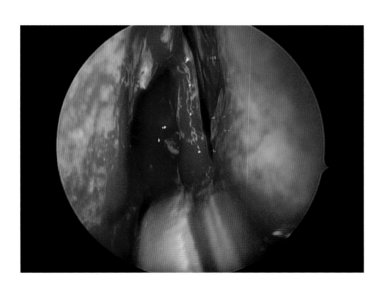

图 3-55　中鼻甲前端部分切除，后界暴露至额隐窝后缘

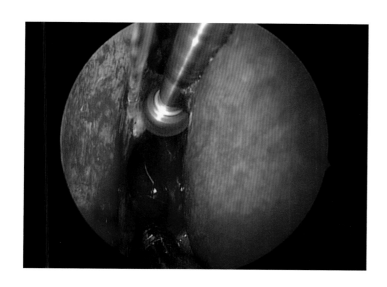

图 3-56 高速电钻从上颌骨额突开始磨削，外侧至泪囊内壁

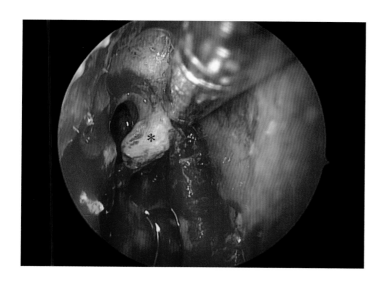

图 3-57 残留钩突附着颅底（＊），骨质增生

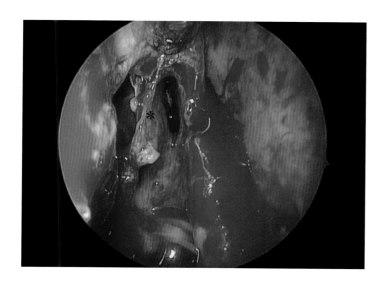

图 3-58 以钩突（＊）为标志，外侧为终末气房，内侧为窦中隔气房开口

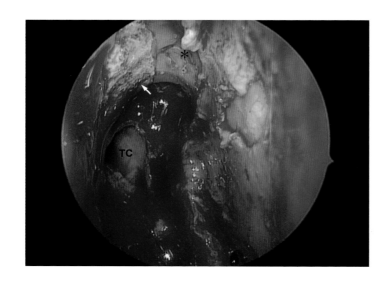

图 3-59　高速电钻向前外磨削
到鼻根部皮下软组织（→）
＊额鼻嵴

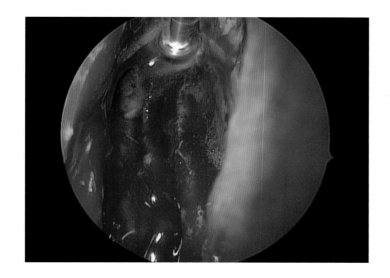

图 3-60　向前磨削额鼻嵴

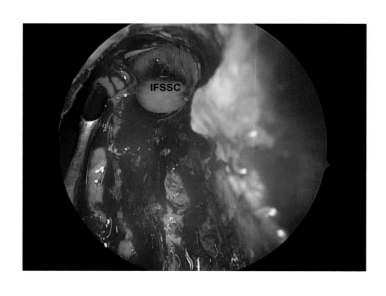

图 3-61　显露额窦中隔气房
（IFSSC）

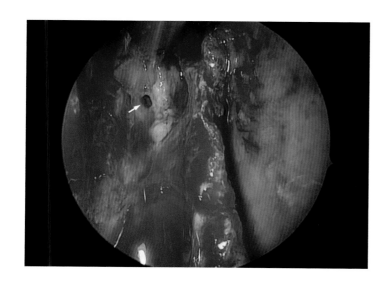

图 3-62　清除部分钩突残端后显露一气房开口（→），局部为钩突与眶纸板间黏膜瘢痕

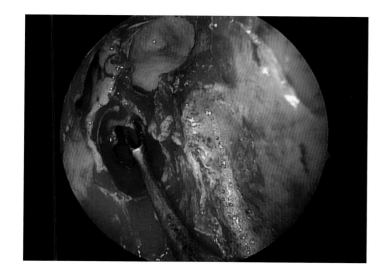

图 3-63　刮匙去除钩突颅底附着残端

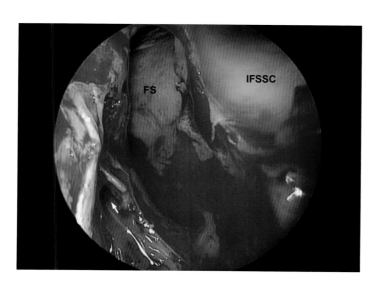

图 3- 64　去除钩突残端后，显露额窦（FS），提示图 16 显露的气房口即为额窦。→：K3 额气房，IFSSC：额窦中隔气房

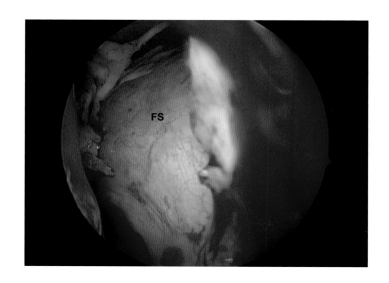

图 3-65   鼻内镜下见额窦外侧
干酪样真菌团和脓性分泌物。
FS：额窦

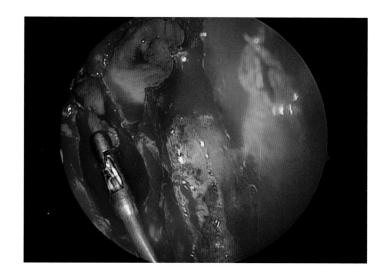

图 3-66   55° Kuhn-Bolger 水平
开口长钳清除 K3 气房

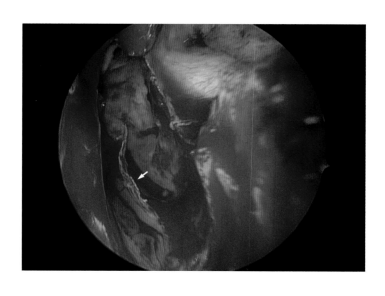

图 3-67   →示 K3 气房壁

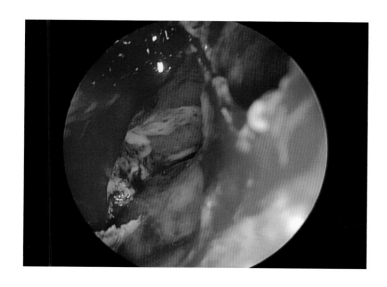

图 6-68　70°内镜下见额窦外侧干酪样团块及脓性分泌物

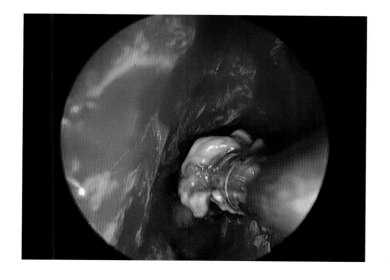

图 3-69　弯吸引器头清除窦内真菌团块

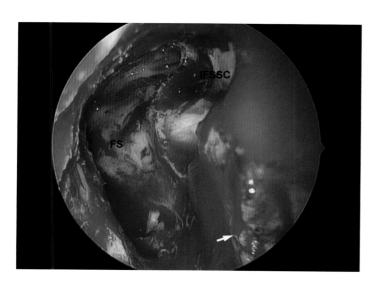

图 3-70　0°内镜下见额窦开放充分。⟶：中鼻甲，IFSSC：额窦中隔气房，FS：额窦

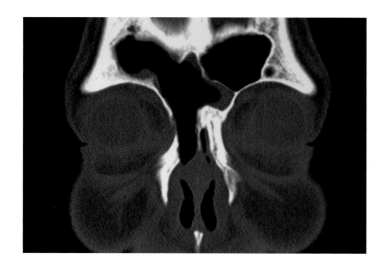

图 3-71 术后冠状位鼻窦 CT 扫描，骨窗。额窦黏膜轻度肥厚，鼻中隔与眶纸板之间额窦引流通道宽敞

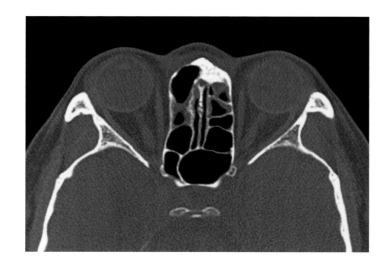

图 3-72 术后轴位鼻窦 CT 扫描，骨窗。额鼻嵴大部分磨除，额窦口通畅

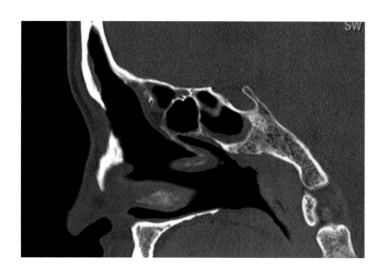

图 3-73 术后矢状位鼻窦 CT 扫描，骨窗。额鼻嵴大部分磨除，额窦引流通道通畅

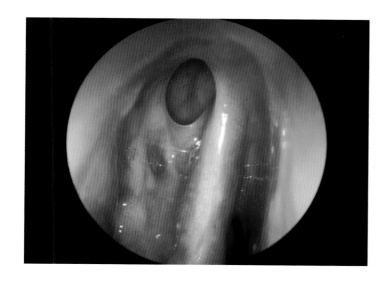

图 3-74 术后 24 个月鼻内镜下所见额隐窝及额窦口黏膜上皮化，窦内黏膜光滑

病例 3：患者男性，50 岁。复发慢性鼻窦炎鼻息肉（双侧），伴哮喘，头痛伴嗅觉丧失。经鼻内镜下筛窦轮廓化并 Draf Ⅲ 型额窦手术（图 3-75~图 3-104）。

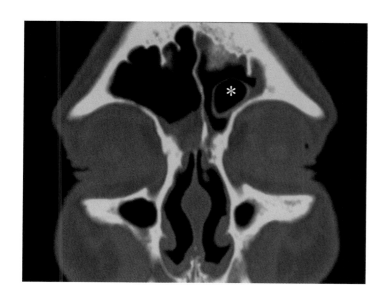

图 3-75 鼻窦 CT 扫描，冠状位，骨窗。双侧额窦黏膜肥厚，左侧额窦额泡气房（＊）

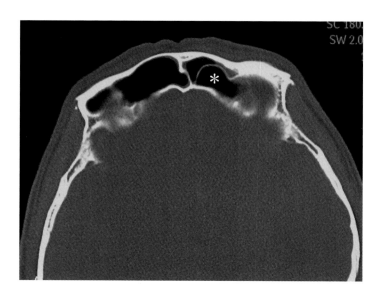

图 3-76　鼻窦 CT 扫描，轴位，骨窗。左侧额窦额泡气房（＊）

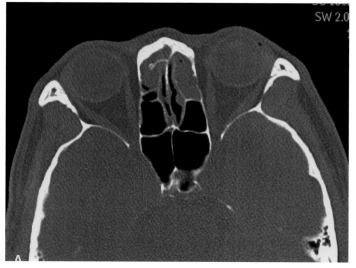

图 3-77　鼻窦 CT 扫描，轴位，骨窗。双侧额隐窝筛房软组织密度影

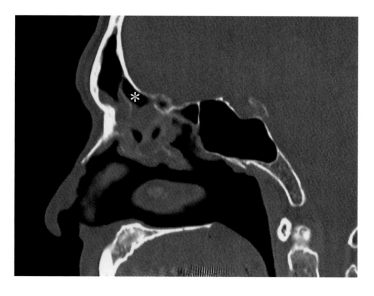

图 3-78　鼻窦 CT 扫描，矢状位，骨窗。额隐窝筛房软组织密度影，福分含气。＊额泡气房

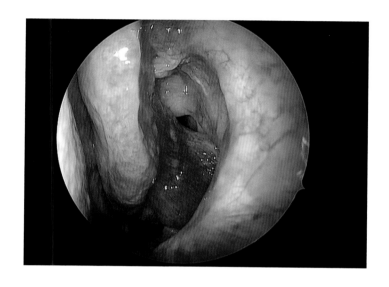

图 3-79　鼻内镜下所见。左侧额隐窝黏膜水肿，增生；中鼻甲外侧面形成息肉

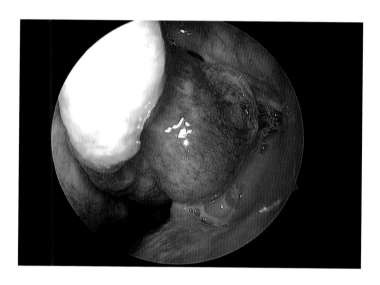

图 3-80　鼻内镜下所见。左侧中鼻道开窗口宽敞，上颌窦内积液

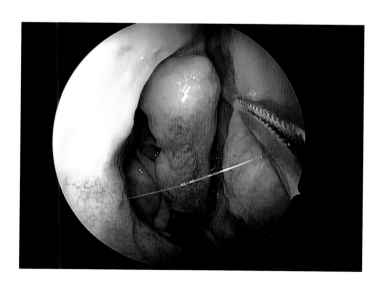

图 3-81　鼻内镜下所见。右侧中鼻甲增厚，黏膜轻水肿

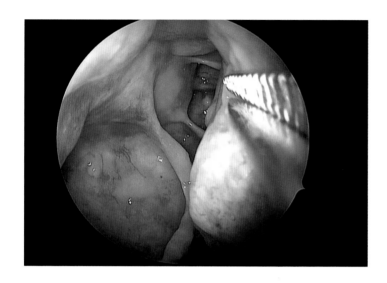

图 3-82 轻内移中鼻甲，见额隐窝黏膜水肿明显

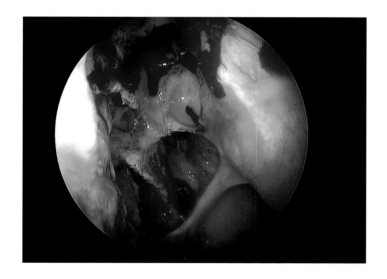

图 3-83 动力系统清除左侧中鼻道增生和水肿的黏膜

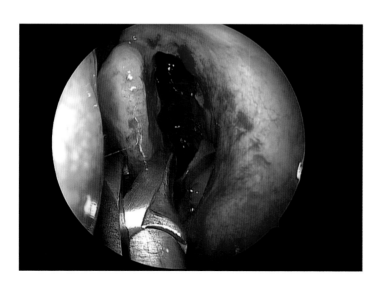

图 3-84 咬切钳部分切除中鼻甲前端

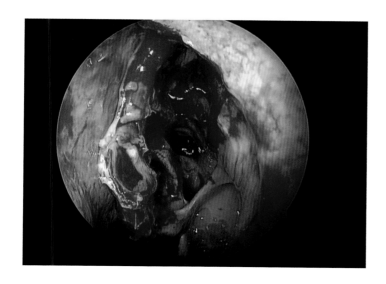

图 3-85 部分切除中鼻甲前端后

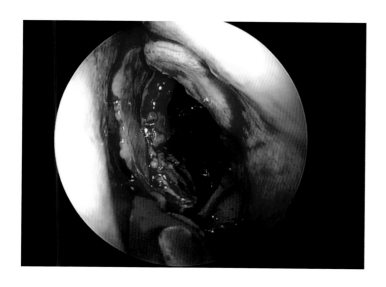

图 3-86 切开上颌骨额突黏膜，并以中鼻甲前缘为后界，做鼻中隔开窗

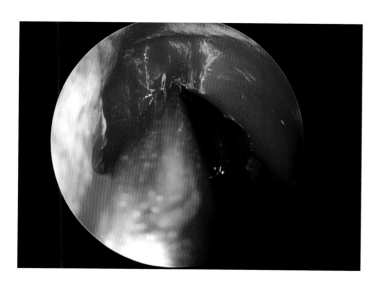

图 3-87 剥离并去除上颌骨额突黏膜

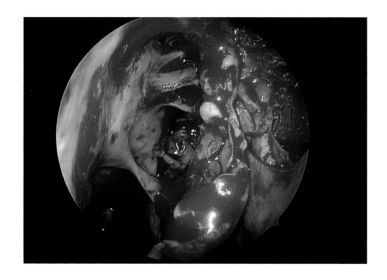

图 3-88   部分切除右侧中鼻甲前端

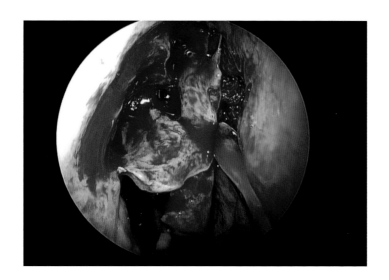

图 3-89   切开并去除右侧上颌骨额突黏膜

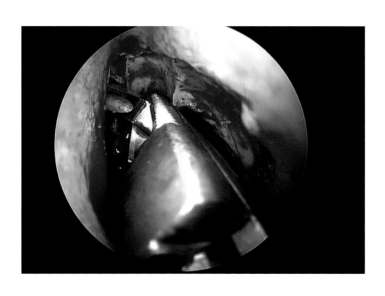

图 3-90   用反张咬骨钳向前扩大鼻中隔开窗

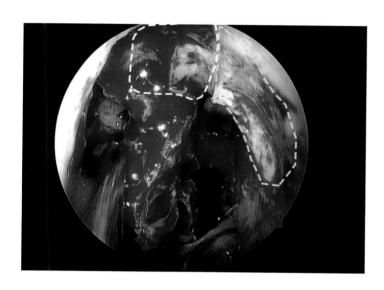

图 3-91 电钻磨削的范围。黄色虚线范围是上颌骨额突；白色虚线范围是额鼻嵴

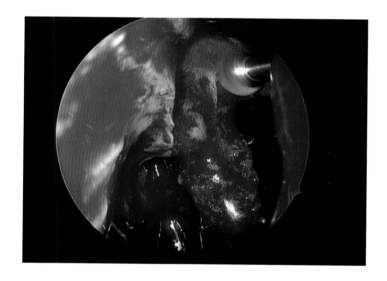

图 3-92 高速电钻由中线磨削额鼻嵴开始

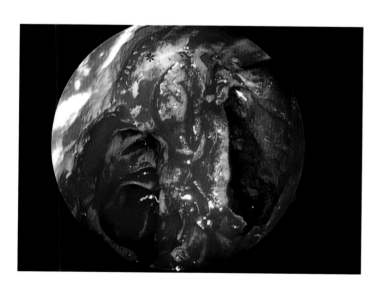

图 3-93 部分磨除额鼻嵴（﹡）后，显露额窦（⟶）

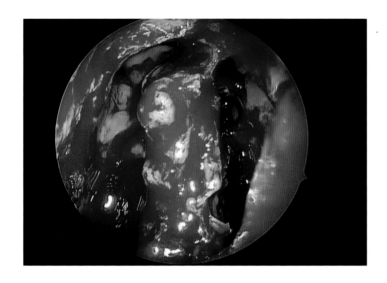

图 3-94　左右侧交替磨削额鼻
嵴及上颌骨额突骨质，开放双
侧额窦

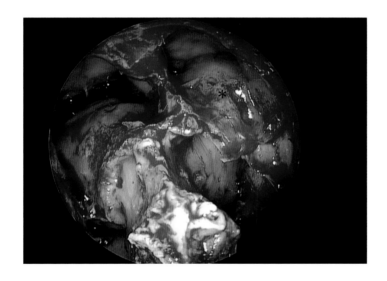

图 3-95　充分磨削额鼻嵴及上
颌骨额突后开放双侧额窦形成
中线引流通道。左侧额窦后壁
孤立气房，即额泡气房（＊）

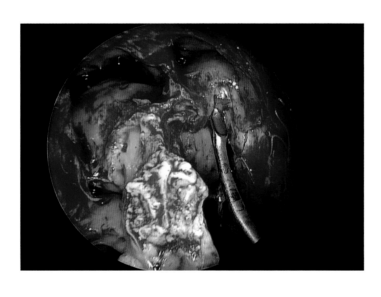

图 3-96　刮匙骨折额泡气房骨壁

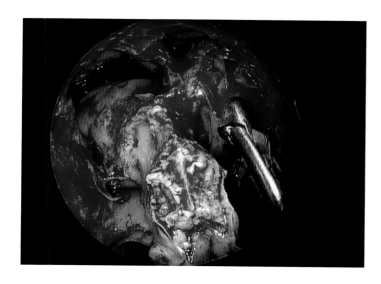

图 3-97 55°Kuhn-Bolger 前后开口长钳清除气房骨壁

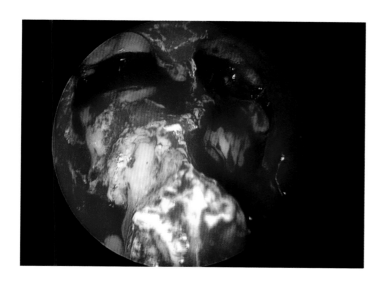

图 3-98 动力系统清除额泡气房黏膜后，左侧额窦宽敞

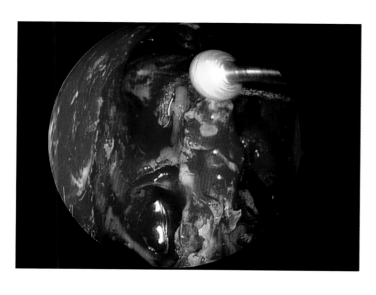

图 3-99 金刚砂高速电钻削低额窦后缘，并部分切除额窦中隔

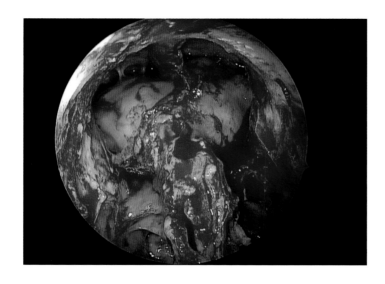

图 3-100   Draf Ⅲ 型额窦手术后，双侧额窦在中线融合形成引流通道

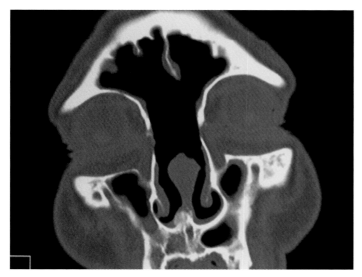

图 3-101   术后 24 个月鼻窦 CT 扫描，冠状位，骨窗。额窦及中线引流通道通畅

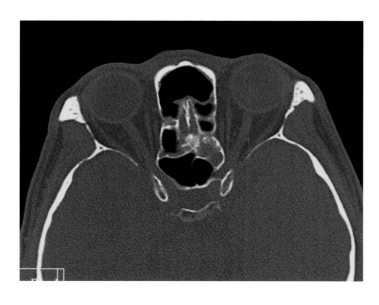

图 3-102   术后 24 个月鼻窦 CT 扫描，轴位，骨窗。额鼻嵴骨壁薄，无明显骨质增生，中线引流通道宽敞

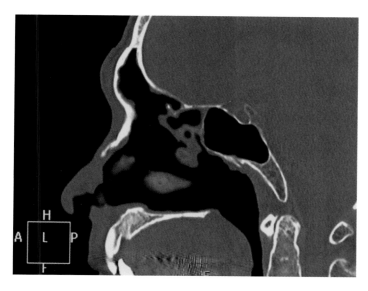

图 3-103　术后 24 个月鼻窦 CT 扫描，矢状位，骨窗。额窦前后径大，额窦引流通道宽敞

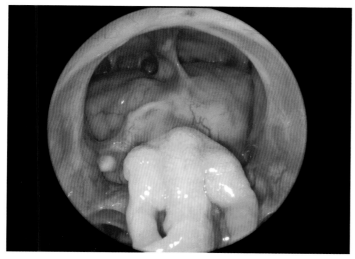

图 3-104　术后 24 个月鼻内镜所见。额窦中线引流通道通畅，中鼻甲黏膜轻度肿胀。嗅觉恢复，术前症状消失

3.6　术后随访

Draf Ⅱb-Ⅲ型额窦手术后，由于黏膜的缺失和骨质部分裸露，黏膜再生愈合的过程略长，手术后局部结痂、渗出和囊泡生长，以及瘢痕的趋势，都较普通鼻窦手术明显（图 3-105、图 3-106）。随访 1 年以上，约有 1/4 的病例窦口缩窄 30%。因此，手术后应清理渗出形成的假膜、干痂和鼻腔清洗，以及在裸露骨质被肉芽或黏膜覆盖后，持续使用鼻用激素。对伴有系统因素的病人，例如变态反

应、哮喘或变应性真菌性鼻窦炎等，围手术期应口服激素（强的松或甲泼尼龙，晨起口服顿服），短疗程 7~10 天后，每周减两片，至口服两片时，应根据术腔恢复情况，继续口服激素（2 片或 1 片）3~6 个月。口服激素期间，应定期检查骨密度，并补充钙质和使用保护胃黏膜的药物（图 3-107~图 3-112）。

周兵等曾报道 2003~2011 年间完成了 73 例 Draf Ⅲ 型额窦手术，其中，额窦内翻性乳头瘤 21 例，鼻窦炎伴鼻息肉合并哮喘 16 例，额窦炎 12 例，慢性鼻窦炎伴或不伴鼻息肉 9 例，骨瘤 7 例，额窦黏液囊肿 4 例，变应性真菌性鼻窦炎 3 例，脑膜脑膨出 1 例。73 例中有前期手术史 61 例，手术次数 1~6 次，平均 1.8 次。术后随访 6~122 个月，平均 25.0 个月。随访终期额窦开放良好者 44 例（44/73 例，60.3%），狭窄 25 例（25/73 例，34.2%），闭锁 4 例（4/73 例，5.5%），再手术 7 例（7/73 例，9.6%）。无手术并发症。随访结果显示该手术对额窦肿瘤是非常有效的手术方式；对于复发慢性鼻窦炎伴或不伴鼻息肉及哮喘，采用 Draf Ⅲ 型术式并结合药物治疗，可获得更好的缓解效果；病变性质、黏膜缺失程度、前期手术及解剖因素等，是重要的预后因素。

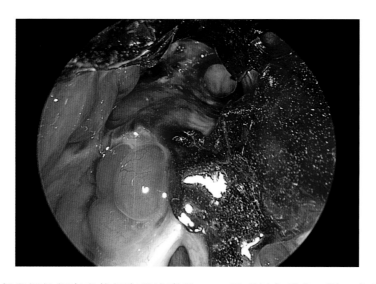

图 3-105　复发慢性额窦炎伴额窦黏液囊肿 Draf Ⅲ 型额窦手术 2 周，术腔大量干痂

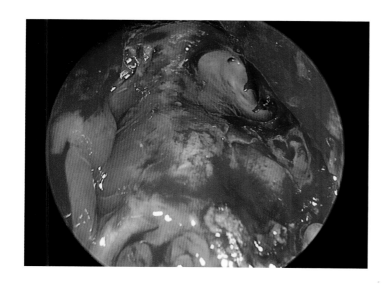

图 3-106　复发慢性额窦炎伴额窦黏液囊肿 Draf Ⅲ型额窦手术 2 周，清理术腔干痂后的术腔，黏膜轻度水肿

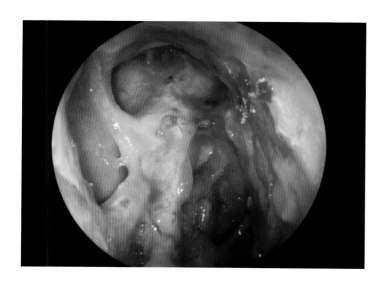

图 3-107　左侧复发慢性额窦炎 Draf Ⅱb 型额窦手术后 3 周，术腔黏膜轻度水肿，额窦前壁少量假膜和干痂。额窦黏膜基本上皮化

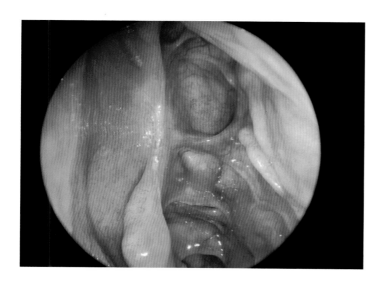

图 3-108　左侧额窦内翻性乳头状瘤 Draf Ⅱb 型额窦手术后 2 年，额窦开放良好，黏膜光滑

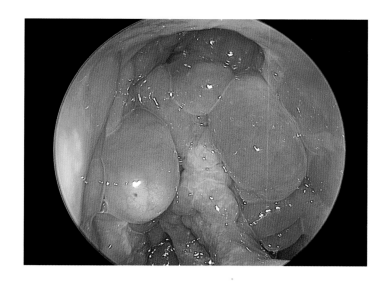

图 3-109   慢性鼻窦炎鼻息肉伴哮喘 Draf Ⅲ 型额窦手术后 2 年，继发呼吸道感染后术腔黏膜水肿明显

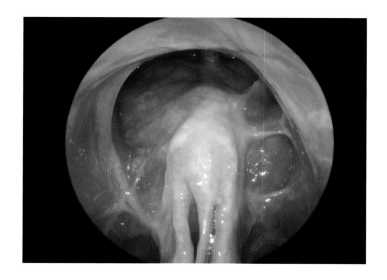

图 3-110   慢性鼻窦炎鼻息肉伴哮喘 Draf Ⅲ 型额窦手术后 2 年。口服激素 2 周，喷鼻激素使用 1 月后，术腔黏膜无明显水肿，窦腔上皮化良好

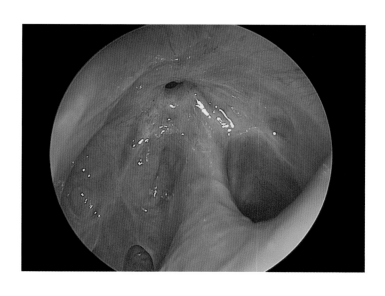

图 3-111   复发慢性鼻窦炎鼻息肉伴哮喘 Draf Ⅲ 型额窦手术后 1 年，额窦口瘢痕狭窄

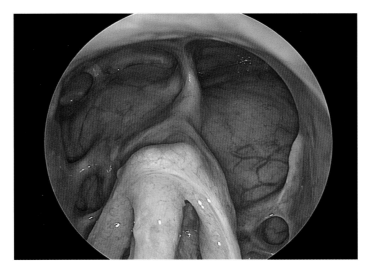

图 3-112   复发慢性鼻窦炎鼻息肉 Draf Ⅲ型额窦手术后半年，术腔黏膜上皮化良好，中线额窦引流通道宽敞

3.7   参考文献

1. Draf W. Endonasal micro-endoscopic frontal sinus surgery：the Fulda concept. Op Tech Otolaryngol Head Neck Surg，1992，2：234-240.

2. Wormald PJ. Salvage frontal sinus surgery：the endoscopic modified Lothrop procedure. Laryngoscope，2003，113：276-283.

3. 周兵，韩德民，张罗，等. 经鼻内镜下改良 Lothrop 手术. 中华耳鼻咽喉头颈外科杂志，2005，40：483-487.

4. Georgalas C，Hansen F，Videler WJ，et al. Long terms results of Draf type Ⅲ（modified endoscopic Lothrop）frontal sinus drainage procedure in 122 patients：a single centre experience. Rhinol，2011，49：195-201.

5. Gross WE，Gross CW，Becker D，et al. Modified transnasal endoscopic Lothrop procedure as an alternative to frontal sinus obliteration. Otolaryngol Head Neck Surg，1995，113：427-434.

6. Gross CW，Scholosser RJ. The modified Lothrop procedure：lessons learned. Laryngoscope，2001，111：1302-1305.

7. Anverali JK，Hassaan AA，Saleh HA. Endoscopic modified Lothrop procedure for repair of lateral

frontal sinus cerebrospinal fluid leak. J Laryngol Otol, 2009, 123：145-147.

8. Jankowski R, Bodino C. Evolution of symptoms associated to nasal polyposis following oral steroid treatment and nasalization of the ethmoid-radical ethmoidectomy is functional surgery for NPS. Rhinol, 2003, 41：211-219.

9. Wreesmann VB, Fokkens WJ, Knegt PP. Refractory chronic sinusitis：evaluation of symptom improvement after Denker's procedure. Otolaryngol Head Neck Surg, 2001, 125：495-500.

10. Videler WJ, Wreesmann VB, van der Meulen FW, et al. Repetitive endoscopic sinus surgery failure：a role for radical surgery? Otolaryngol Head Neck Surg, 2006, 134：586-591.

11. Soler ZM, Hwang PH, Mace J, et al. Outcomes after middle turbinate resection：revisiting a controversial topic. Laryngoscope, 2010, 120：832-837.

12. Weber R, Draf W, Kratzsch B, et al. Modern concepts of frontal sinus surgery. Laryngoscope, 2001, 111：137-146.

13. Draf W, Minovi A. The "Frontal T" in the refinement of endonasal frontal sinus type Ⅲ drainage. Opera Tech Otolaryngol, 2006, 17：121-125.

14. Tran KN, Beule AG, Singal D, et al. Frontal ostium restenosis after the endoscopic modified Lothrop procedure. Laryngoscope, 2007, 117：1457-1462.

15. Farhat FT, Figueroa RE, Kountakis SE. Anatomic measurements for the endoscopic modified Lothrop procedure. Am J Rhinol, 2005, 19：293-296.

16. 周兵, 韩德民, 刘华超, 等. 额隐窝内镜下解剖特征与额窦开放手术. 中华耳鼻咽喉科杂志, 2003, 38：255-258.

17. Eviatar E, Katzenell U, Segal S, et al. The endoscopic Draf Ⅱ frontal sinusotomy：non-navigated approach. Rhinology, 2006, （44）：108-113.

18. Naidoo Y, Bassiouni A, Keen M, Wormald PJ. Long-term outcomes for the endoscopic modified Lothrop/Draf Ⅲ procedure：a 10-year review. Laryngoscope. 2014 Jan；124（1）：43-49.

4 推荐器械及设备

鼻内镜及基本器械

鼻窦镜

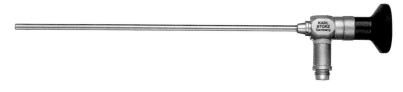

7230AA

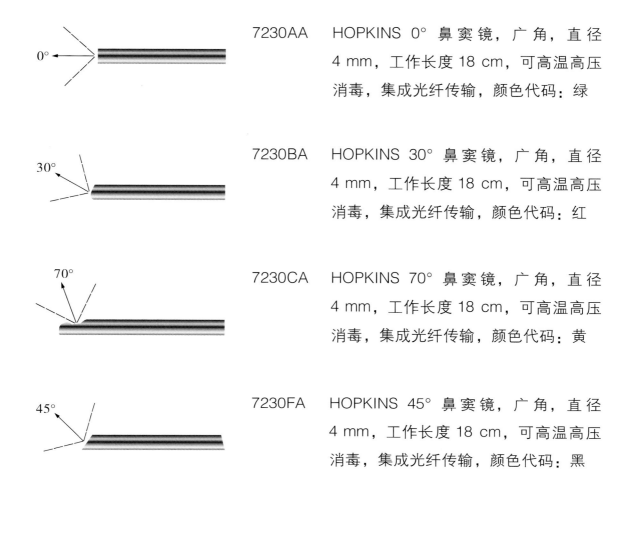

7230AA　　HOPKINS 0° 鼻窦镜，广角，直径 4 mm，工作长度 18 cm，可高温高压消毒，集成光纤传输，颜色代码：绿

7230BA　　HOPKINS 30° 鼻窦镜，广角，直径 4 mm，工作长度 18 cm，可高温高压消毒，集成光纤传输，颜色代码：红

7230CA　　HOPKINS 70° 鼻窦镜，广角，直径 4 mm，工作长度 18 cm，可高温高压消毒，集成光纤传输，颜色代码：黄

7230FA　　HOPKINS 45° 鼻窦镜，广角，直径 4 mm，工作长度 18 cm，可高温高压消毒，集成光纤传输，颜色代码：黑

剥离子

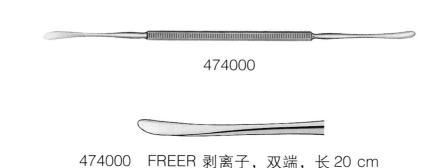

474000

474000　　FREER 剥离子，双端，长 20 cm

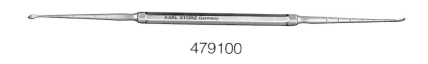

479100

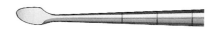

479100 KILLIAN 剥离子，双端，半锋利和钝型，分段，长 20 cm

镰状刀

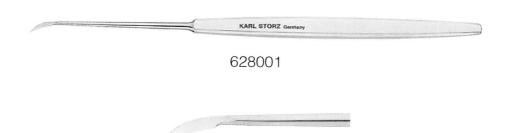

628001

628001 镰状刀，尖头，长 19 cm

刮匙

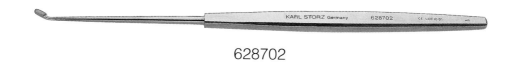

628702

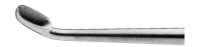

628702 窦腔刮匙，长 19 cm ，长方形，小号

探针

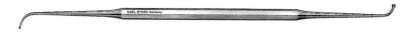

629820 探针，双头，探察上颌窦口，长 19 cm

球端规格：直径1.2 mm，2.0 mm

黏膜钳

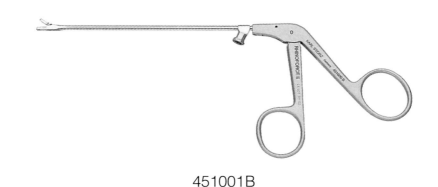

451001B

451000B RHINOFORCE 鼻黏膜咬切钳，直，贯穿切割，0 号，3 mm，工作长度 13 cm

451001B RHINOFORCE 鼻黏膜咬切钳，直，贯穿切割，1 号，3 mm，工作长度 13 cm

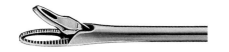

451500B RHINOFORCE 鼻黏膜切钳，0 号，3 mm，工作长度13 cm，45° 上弯

451501B RHINOFORCE 鼻黏膜切钳，1 号，3 mm，工作长度13 cm，45° 上弯

筛窦钳

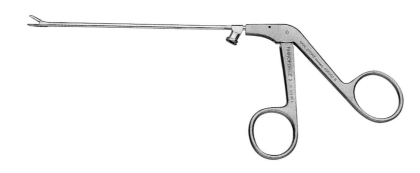

456000B

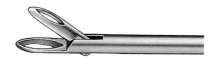

456000B RHINOFORCE 鼻钳，直，工作长度 13 cm，规格 0

456001B RHINOFORCE 鼻钳，直，工作长度 13 cm，规格 1

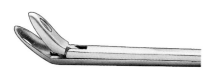

456500B Nasal Forceps，45° 鼻钳，45° 上翘，工作长度 13 cm，规格 0

456501B Nasal Forceps，45° 鼻钳，45° 上翘，工作长度 13 cm，规格 1

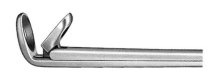

456801B RHINOFORCE BLAKESLEY-WILDE 鼻钳，90° 上翘，工作长度 13 cm，规格 1

反咬钳

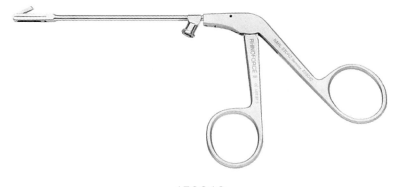

459010

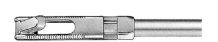

459010	RHINOFORCE STAMMBERGER 鼻窦反咬钳，工作长度 10 cm

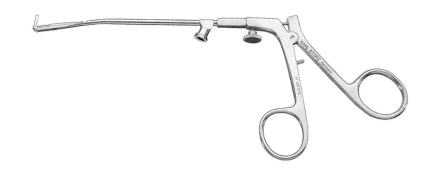

459095

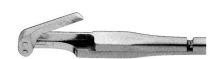

459095	LASKAWI 反咬剪，钳杆可 360°转动，工作长度 10 cm

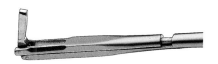

459096W　OSTRUM-WORMALD 反咬钳，可360°旋转，带有调节螺钉，工作长度 10 cm

吸引管

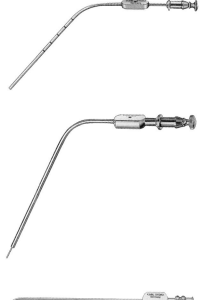

529309　FRAZIER 吸引管，标定标记5~9 cm，工作长度：10 cm，9 Fr.

204812　FERGUSON 吸引管，有控制孔，LUER接口，工作长度 11 cm，12 Fr.

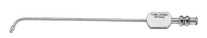

586230　MRV EICKEN 窦腔吸引管，长弧形，LUER 接口，长 12.5 cm，外径 3.0 mm

Kerrison 咬骨钳

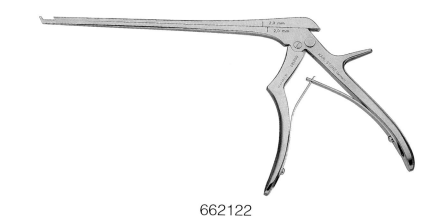

662122

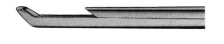

662121　KERRISON 咬骨钳，硬性，上翘 40°，规格为 1 mm，工作长度 17 cm

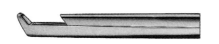

662122　KERRISON 咬骨钳，硬性，上翘 40°，规格为 2 mm，工作长度 17 cm

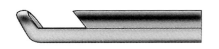

662123　KERRISON 咬骨钳，硬性，上翘 40°，规格为 3 mm，工作长度 17 cm

HOFLER 咬骨钳

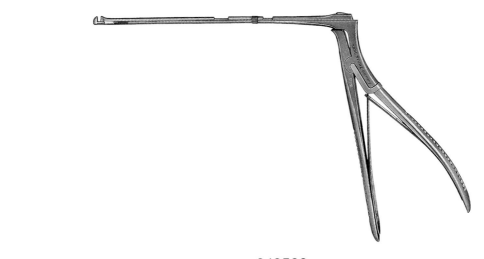

648500

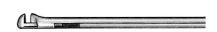

648500　HAJEK-KOFLER 蝶窦咬骨钳，可反转，工作长度 17 cm，规格为 3.2×4 mm

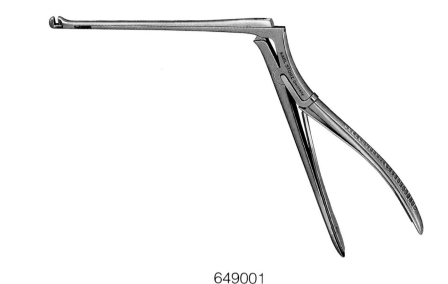

649001

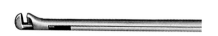

649001 HAJEK-KOFLER 蝶窦咬骨钳，90°上开口，规格为 3.5×3.7 mm，工作长度 14 cm

STAMMBERGER 环形咬切钳

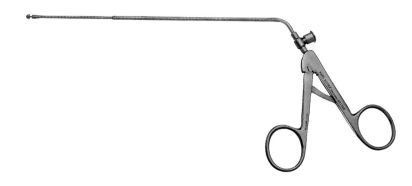

651055

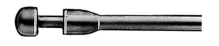

651055 环形咬切钳，用于蝶窦和筛窦的环状切开，工作长度 18 cm，直径 3.5 mm

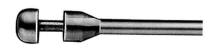

651050 环形咬切钳，用于蝶窦和筛窦的环状切开，工作长度 18 cm，直径 4.5 mm

鼻甲剪

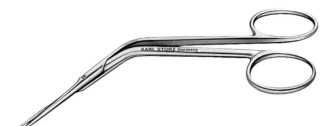

513700   FOMON 鼻甲剪，工作长度 6.5 cm

上颌窦抓钳

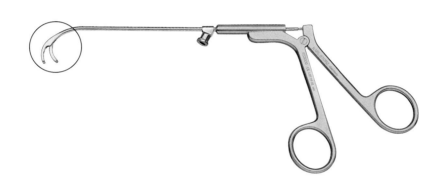

653000

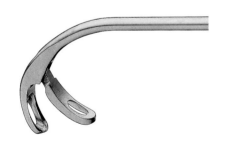

653000   HEUWIESER 上颌窦抓钳，大弯，固定钳口，向下弯曲 90°，活动钳口向后开口可达 120°，工作长度 10 cm

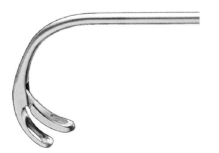

653005   HEUWIESER 上颌窦抓钳，大弯，固定钳口，向下弯曲 115°，活动钳口向后开口可达 140°，工作长度 10 cm

剪刀

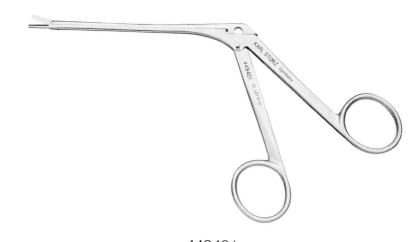

449401

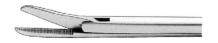

449401 鼻剪，切刃长度 10 mm，锯齿状，直，
工作长度 11 cm

双极电凝钳

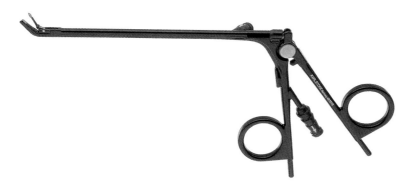

461015

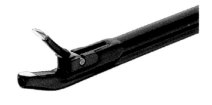

461010　STAMMBERGER 双极电凝钳，15° 上翘，带吸烟管，工作长度 12.5 cm，与双极高频电缆 847002E 或 847002A/M/V 配合使用

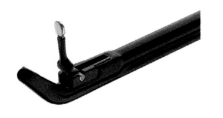

461015　STAMMBERGER 双极吸引钳，45° 上翘，带吸烟管，工作长度 12.5 cm，与双极高频电缆 847002E 或 847002A/M/V 配合使用

额窦探针

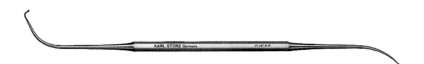

629824　CASTELNUOVO 探针，双头，弧形

额窦抓钳

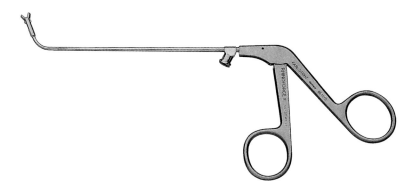

651010

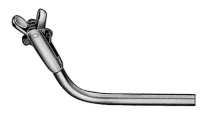

651010 RHINOFORCE STAMMBERGER 额窦抓钳，杯形钳口，垂直开口，工作长度 12 cm，65° 上弯，钳口直径 3 mm

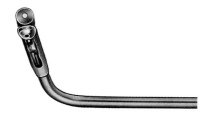

651020 RHINOFORCE STAMMBERGER 额窦抓钳，杯形钳口，水平开口，工作长度 12 cm，65° 上弯，钳口直径 3 mm

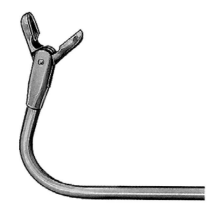

650217 额窦抓钳，凹形钳口，垂直开口，110° 向后弯曲，工作长度 12 cm，钳口直径 4 mm

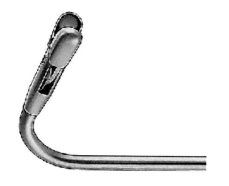

650227 额窦抓钳，凹形钳口，水平开口，110° 向后弯曲，工作长度 12 cm，钳口直径 4 mm

额窦环形咬切钳

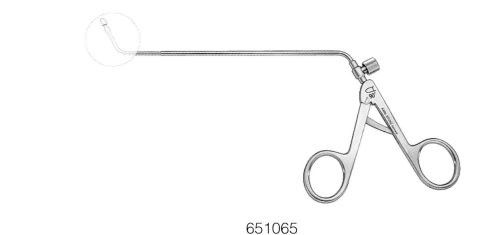

651065

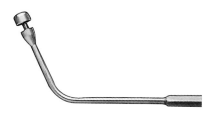

651065 环形咬切钳，用于额窦的环状切开，65°
上翘，工作长度 17 cm，直径 4.5 mm

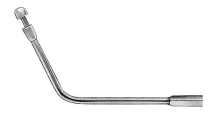

651060 环形咬切钳，用于额窦的环状切开，65°
上翘，工作长度 17 cm，直径 3.5 mm

额窦咬切钳

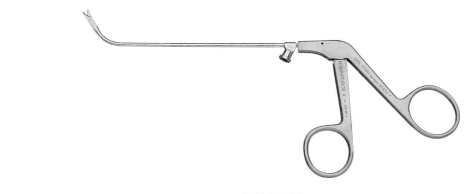

651250F

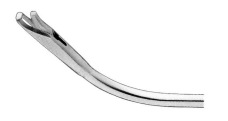

651250F KUHN RHINOFORCE 额窦咬切钳，切割宽度 1.5 mm，向后开口，钳杆呈 60° 上翘，工作长度 12 cm

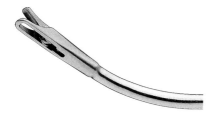

651250FR KUHN RHINOFORCE 额窦咬切钳，切割宽度 1.5 mm，右侧开口，钳杆呈 60°上翘，工作长度 12 cm

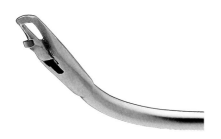

651250FL KUHN RHINOFORCE 额窦咬切钳，切割宽度 1.5 mm，左侧开口，钳杆呈 60°上翘，工作长度 12 cm

额窦咬骨钳

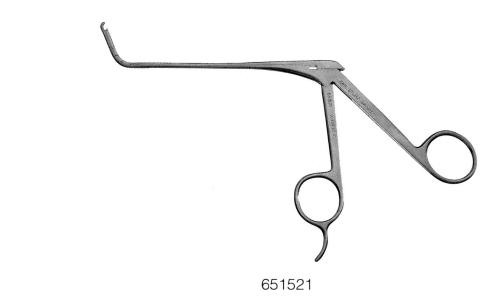

651521

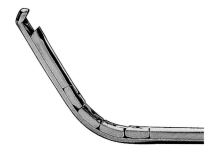

651521   额窦咬骨钳，70° 上翘，工作长度 13 cm，
          小号，钳口 2.5×2 mm

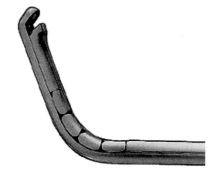

651522   额窦咬骨钳，70° 上翘，工作长度 13 cm，
          中号，钳口 3×3.5 mm

额窦刮匙

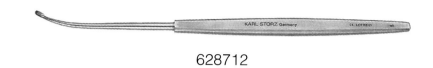

628712

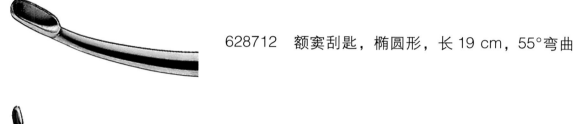

628712　额窦刮匙，椭圆形，长 19 cm，55°弯曲

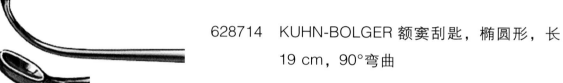

628714　KUHN-BOLGER 额窦刮匙，椭圆形，长 19 cm，90°弯曲

UNIDRIVE S Ⅲ 动力系统

UNIDRIVE S Ⅲ ENT SCB

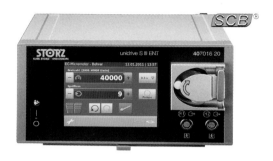

40701620-1

UNIDRIVE S Ⅲ ECO

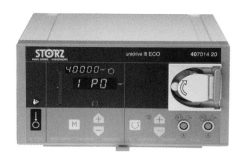

40701420

40701601-1 UNIDRIVE S Ⅲ ENT SCB 电源 100~240 VAC，50/60 Hz

包括：

电源线

灌洗输液杆

双脚踏，两级，带等比功能

硅胶管，灌洗用，可消毒

管夹，用于灌洗管 20711640

SCB 连接线，长 100 cm

一次性用灌洗管，无菌，3 组/包

40701401 UNIDRIVE S Ⅲ ECO，电源 100~240 VAC，50/60 Hz

包括：

电源线

双脚踏，两级，带等比功能

硅胶管，灌洗用，可消毒

管夹，用于灌洗管 20711640

系统组成

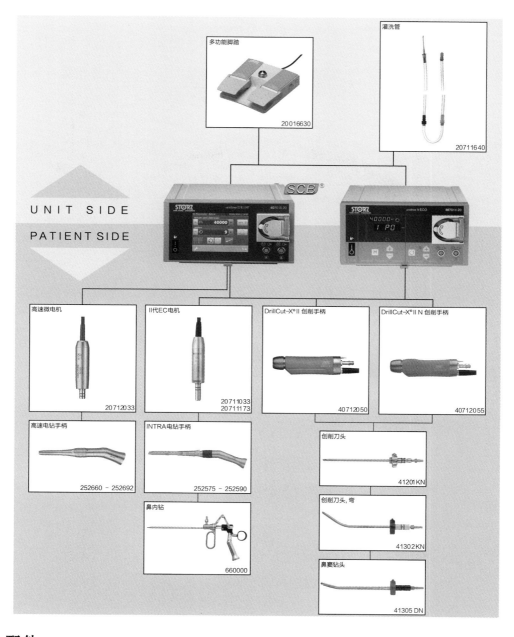

多功能脚踏
20016630

灌洗管
20711640

UNIT SIDE

PATIENT SIDE

高速微电机
20712033

II代EC电机
20711033
20711173

DrillCut-X® II 创削手柄
40712050

DrillCut-X® II N 创削手柄
40712055

高速电钻手柄
252660 – 252692

INTRA电钻手柄
252575 – 252590

创削刀头
41201 KN

创削刀头, 弯
41302 KN

鼻内钻
660000

鼻窦钻头
41305 DN

配件

280052 B	通用喷雾剂，500 ml 瓶装，与喷头 280052 C 配合使用，危险物品，符合 UN 1950 标准
280052 C	喷头，与通用喷雾剂 280052 B 配合使用

031131-10*	软管套件，冲洗用，一次性使用，无菌，10 支 / 包装

动力系统规格

模式			手柄编号	转速
刨削模式				
	往复			
	DrillCut-X Ⅱ 刨削手柄		40712050	10000
	DrillCut-X Ⅱ N 刨削手柄		40712055	10000
鼻窦钻模式				
	单向转模式			
	DrillCut-X Ⅱ 刨削手柄		40712050	12000
	DrillCut-X Ⅱ N 刨削手柄		40712055	12000
高速电钻模式				
	高速微型电机		20712033	60000/100000
Intra 钻模式				
	EC 电机		20711033	40000/80000
	电机连接线		20711173	
微型锯模式				
	EC 电机		20711033	15000/20000
	电机连接线		20711173	
鼻内钻模式				
	EC 电机		20711033	60000
	电机连接线		20711173	
植皮刀模式				
	EC 电机		20711033	8000
	电机连接线		20711173	
电源	100~240 VAC，50/60 Hz			
尺寸	204×164×263 mm（w×h×d）			
可同时连接两个电机				
整合有冲洗泵				
流速：	9 级可调			

DrillCut-X II 刨削手柄

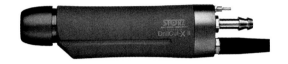

40712050   40712090

特征：	DrillCut-X® II 40712055	DrillCut-X® II N 40712055
刨削最高速度10000 r/min，钻最高速度12000 r/min	•	•
真正直排吸引通道	•	•
内置冲洗吸引通道	•	•
动力强劲，可处理坚硬组织	•	•
运行声响轻微，无震动	•	•
可高温高压灭菌	•	•
设计轻盈	•	•
可拆卸把手	•	•
可安装导航定位器，配合导航使用	–	•

刨削刀头

优势：

- 可重复使用
- 清洗转接头便于清洁处理（可拆卸）
- 使用医用级不锈钢制造
- 直刀头可 360°旋转
- 也可提供一次性刀头
- 多种刀头可供选择

可提供各种类型的刀头：

刨削刀头，直，可消毒

与 DrillCut-X Ⅱ 及 DrillCut-X 刨削手柄配合使用

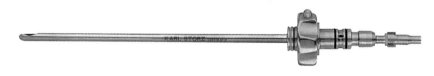

41201 GN

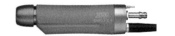

40712050 DrillCut-X Ⅱ 手柄

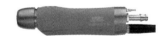

40712055 DrillCut-X Ⅱ N 手柄

	型号	描述
	41201KN	锯齿状切割边缘，直径 4 mm，颜色：蓝−红
	41201KK	双锯齿的切割边缘，直径 4 mm，颜色：蓝−黄
	41201GN	凹型切割边缘，卵圆形窗口，直径 4 mm，颜色：蓝−绿
	41201LN	凹型切割边缘，斜面窗口，直径 4 mm，颜色：蓝−黑
	41201SN	直型切割边缘，直径 4 mm，颜色：蓝−蓝
	41201KSA	锯齿状切割边缘，直径 3 mm，颜色：蓝−红
	41201KKSA	双锯齿的切割边缘，直径 3 mm，颜色：蓝−黄
	41201KKSB	双锯齿的切割边缘，直径 2 mm，颜色：蓝−黄
	41201LSA	凹型切割边缘，斜面窗口，直径 3 mm，颜色：蓝−黑

刨削刀头，35°／40°，可消毒

与 DrillCut-X Ⅱ 及 DrillCut-X Ⅱ N 刨削手柄配合使用

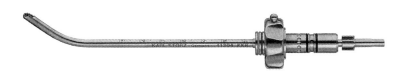

41204 KKB

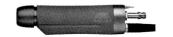

40712050 DrillCut-X Ⅱ 手柄

40712055 DrillCut-X Ⅱ N 手柄

型号	描述
41202KN	35° 弯曲，锯齿状切割边缘，向后开口，直径 4 mm，颜色：蓝-红
41204KKF	40° 弯曲，锯齿状切割边缘，向前开口，直径 4 mm，颜色：蓝-黄
41204KKB	40° 弯曲，双锯齿状切割边缘，向后开口，直径 4 mm，颜色：蓝-黄
41204KKFA	40° 弯曲，双锯齿状切割边缘，向前开口，直径 3 mm，颜色：蓝-黄
41204KKBA	40° 弯曲，锯齿状切割边缘，向后开口，直径 3 mm，颜色：蓝-黄

刨削刀头，65°，可消毒

与 DrillCut-X Ⅱ 及 DrillCut-X 刨削手柄配合使用

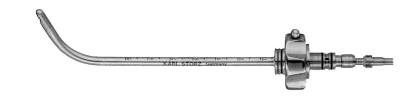

41203 KKF

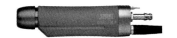

40712050 DrillCut-X Ⅱ 手柄

40712055 DrillCut-X Ⅱ N 手柄

型号	描述
41203KNF	65° 弯曲，锯齿状切割边缘，向前开口，直径 4 mm，颜色：蓝–红
41203KNB	65° 弯曲，锯齿状切割边缘，向后开口，直径 4 mm，颜色：蓝–红
41203KKF	65° 弯曲，双锯齿状切割边缘，向前开口，直径 4 mm，颜色：蓝–黄
41203KKB	65° 弯曲，双锯齿状切割边缘，向后开口，直径 4 mm，颜色：蓝–黄
41203KKFA	65° 弯曲，双锯齿状切割边缘，向前开口，直径 3 mm，颜色：蓝–黄
41203KKBA	65° 弯曲，双锯齿状切割边缘，向后开口，直径 3 mm，颜色：蓝–黄
41203GNF	65° 弯曲，凹型切割边缘，卵圆形切个窗口，向前开口，直径 4 mm，颜色：蓝–绿

高性能 II 代 EC 微电机及高速微电机

特征:

• 自我冷却，高性能无刷电机

• 尺寸小

• 连接线可以拆开可机洗

• 可高温高压消毒

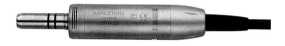

• INTRA 电机兼容多种应用功能

20711033

20711033　高性能 EC 电机，与 UNIDRIVE ENT/OMFS/NEURO/ECO 和连

接导线 20711173 配合使用

20711173　连接导线

INTRA 钻手柄
用于鼻及颅底手术

特征:

最高钻速达 40000 r/min　80000 r/min

可拆卸冲洗通道

操作时无震动

握持安全

252572　INTRA 钻手柄，直，长度 18 cm，传动

1∶1（40000 r/min），与 KARL STORZ

EC 微电机及直杆钻头连接使用

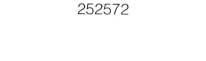

252572

252575　INTRA 钻手柄，直，长度 18 cm，传动

1∶2（80000 r/min），与 KARL STORZ

EC 微电机及直杆钻头连接使用

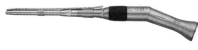

252575

252592　　　INTRA 钻手柄，直，长度 17 cm，传动

1：1（40000 r/min），与 KARL STORZ　　　　　252592

EC 微电机及直杆钻头连接使用

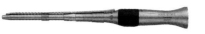

|← 12.5 cm →|

649600 L – 649770 GL

示意图	规格	直径	标准切割钻	金刚钻	粗颗粒金刚钻
			可消毒	可消毒	可消毒
	014	1.4	649614 L	649714 L	–
	018	1.8	649618 L	649718 L	–
	023	2.3	649623 L	649723 L	649723 GL
	027	2.7	649627 L	649727 L	649727 GL
	031	3.1	649631 L	649731 L	649731 GL
	035	3.5	649635 L	649735 L	649735 GL
	040	4	649640 L	649740 L	649740 GL
	045	4.5	649645 L	649745 L	649745 GL
	050	5	649650 L	649750 L	649750 GL
	060	6	649660 L	649760 L	649760 GL
	070	7	649670 L	649770 L	649770 GL

649600L　　　标准直杆钻，不锈钢，规格：014-070，长度 9.5 cm，11 个/组

649700L　　　金刚石直杆钻，不锈钢，规格：014-070，长度 9.5 cm，11 个/组

649700GL　　粗颗粒金刚石直杆钻，带粗金刚石颗粒涂层，用力很小便可实现精确

　　　　　　　钻孔和打磨，产热小，规格：023-070，长度 9.5 cm，9 个/组

280034　　　架子，可放 36 根 9.5 cm 的直杆钻，可折叠，可消毒，规格：22×14×2 cm

KARL STORZ 手术导航系统（NAV1 optical）

安全·快速·精准

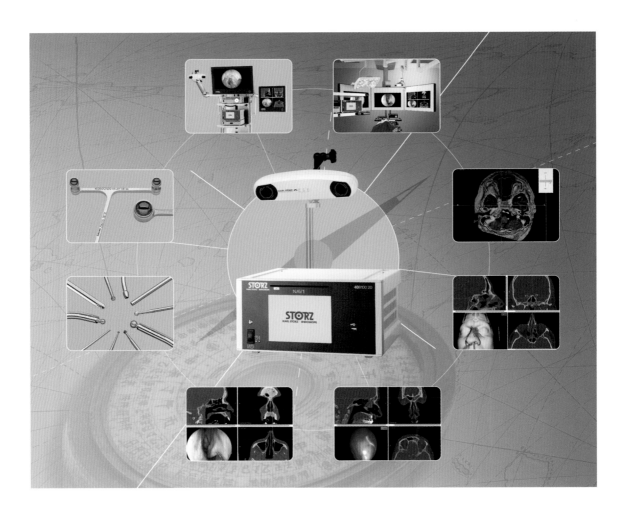

KARL STORZ 手术导航系统（NAV1 optical）

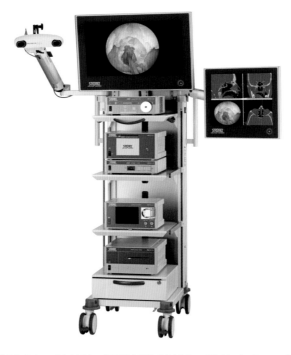

40810001　KARL STORZ NAV1 导航主机，包括：

　　　　　1 台控制主机

　　　　　1 个光电鼠标

　　　　　1 个红外摄像头

　　　　　1 个可移动支撑架

　　　　　1 根摄像头电缆 750

　　　　　1 根导航头带

　　　　　1 个患者定位器

　　　　　1 根导航探针

　　　　　1 根电源线

探针，患者定位器及头带

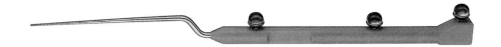

40800110   导航探针，带有玻璃定位球，可高温高压消毒

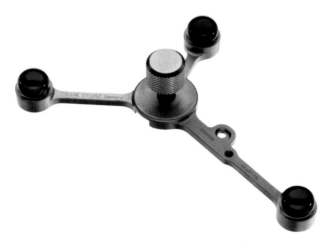

40800088   患者定位器，带有玻璃反射球，可高温高压消毒

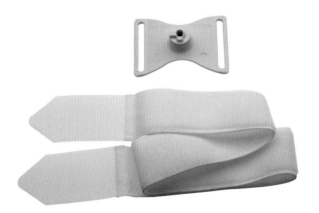

40800083   导航头带，与 KARL STORZ NAV1 导航系统配合使用

导航吸引管

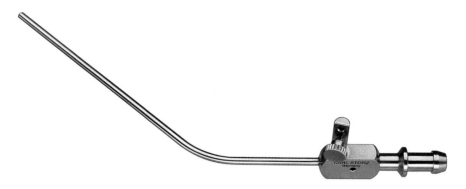

40800140   FRAZIER 导航吸引管，成角度，带控制孔

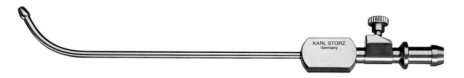

40800150   v. EICKEN 导航吸引管，上弯

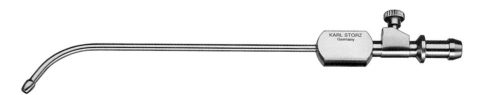

40800160   v. EICKEN 导航吸引管，下弯

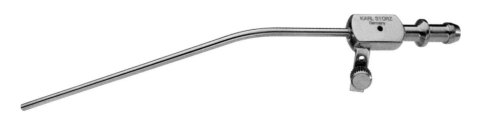

40800140L   FRAZIER 导航吸引管，成角度，左手用

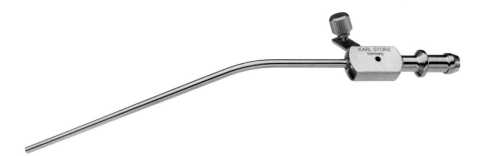

40800140R　FRAZIER 导航吸引管，成角度，右手用

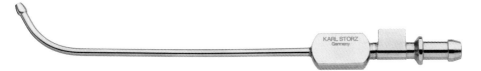

40800151　v. EICKEN 导航吸引管，上弯，左右手用

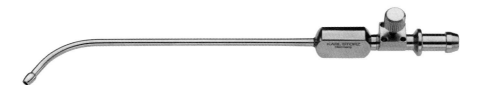

40800160LM　v. EICKEN 导航吸引管，左弯，左右手用

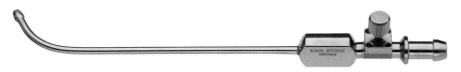

40800160RM　FRAZIER 导航吸引管，右手用

器械定位器

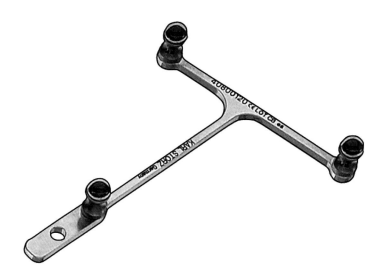

40800120   导航器械定位器，可高温高压消毒

导航探针及患者定位器

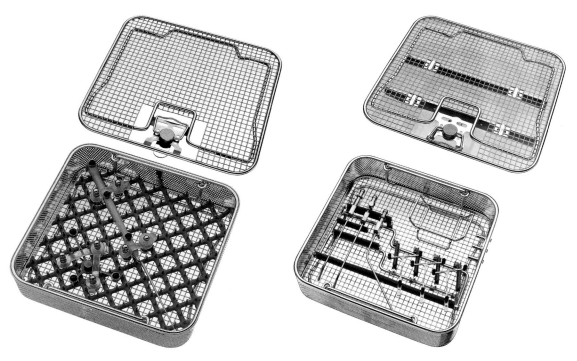

39502 NAV1   消毒盒，用于导航   39502 NAV2   消毒盒，用于导航吸
探针及患者定位器   引管，导航器械定位器

IMAGE1 S 影像平台

经济节省，无限扩展

- 模块化设计

- 兼容（向前／后）各种型号的电子镜和全高清摄像头

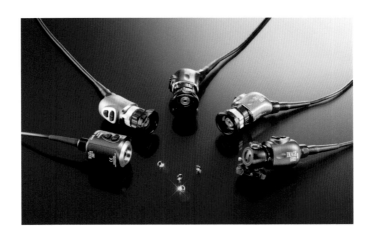

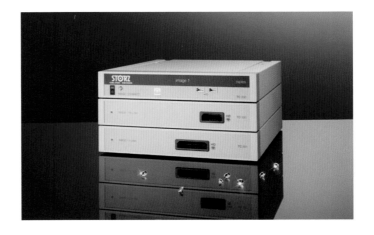

创新设计

● 智能化图标——直观的图形化界面，即时显示系统当前状态

● 桌面菜单——在使用前快速检查系统状态

● 系统菜单——允许医生在手术中自由调整

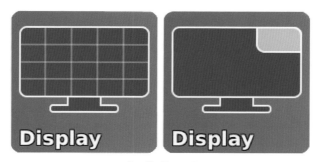

智能化图标

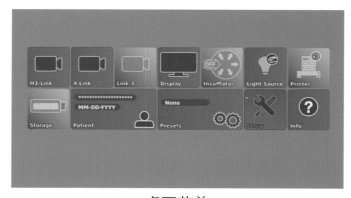

桌面菜单

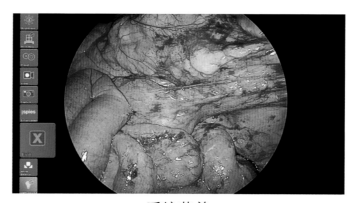

系统菜单

卓越的成像

影像增强功能带来超高清完美视觉体验，极大帮助术中诊疗。

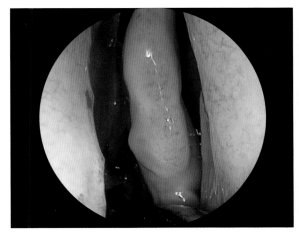
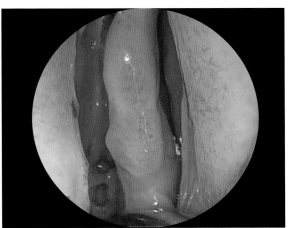

标准模式　　　　　　　　　　　　　　CLARA 模式

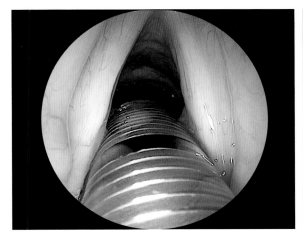
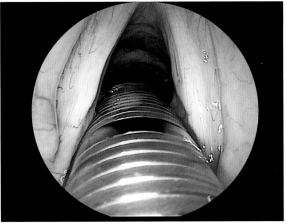

标准模式　　　　　　　　　　　　　　CHROMA 模式

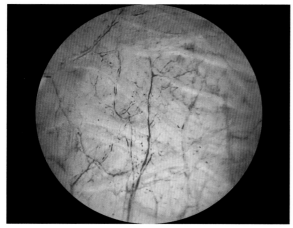

标准模式

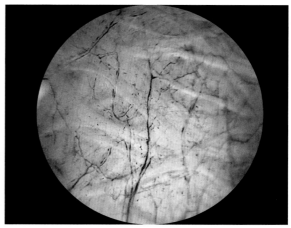

SPECTRA A 模式

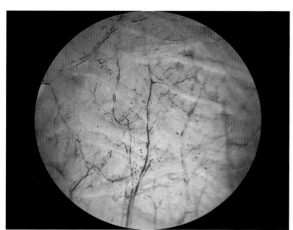

标准模式

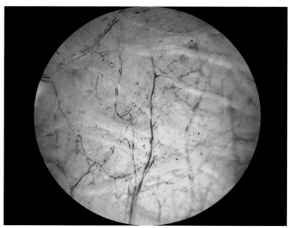

SPECTRA B 模式

IMAGE1 S 影像平台组成

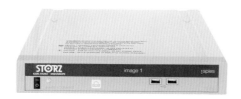

TC200EN IMAGE1 CONNECT 核心平台，分辨率 1920x1080，内置 KARL STORZ-SCB 及数字化图像处理模块。

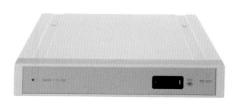

TC300 IMAGE1 H3-LINK 影像模块，与 IMAGE1 HD 三晶片系列摄像头配合使用。

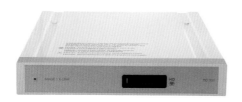

TC301 IMAGE1 X-LINK 影像模块，与各类 KARL STORZ 电子镜配合使用。

AIDA 高级医用影像数据管理系统

AIDA 医用数据管理系统触屏版，可实现图片、视频及声频文件的全高清采集，支持双通道、2D/3D 全高清录制，自带可抽拉式触摸屏。电源：100 ~ 240 VAC，50/60 Hz。

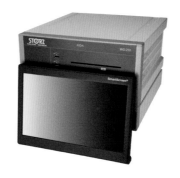

WD250-EN

包含：

- AIDA 操作手册

- 电源线

- Microsoft WES7（WS7P）许可

- 20040240US USB 接口带触摸板的硅胶键盘

- 20221070 ACC 连接线 2 根

- 20040086 DVI 连接线 2 根

- 4800288 HDMI 到 DVI 转换线 1 根

OR1 一体化手术室-耳鼻喉科

集成了耳鼻喉科所需的最尖端技术

- 内镜设备集总控制，提高手术效率，确保手术安全

- 整合导航系统，更精准的定位病灶

- DICOM/HL7 兼容技术，整合 CT/MRI 影像，辅助医生诊疗

- 整合动力系统，使操作灵活自如

- 全高清图像采集，保留珍贵手术信息

- 远程医疗，搭建学术交流平台

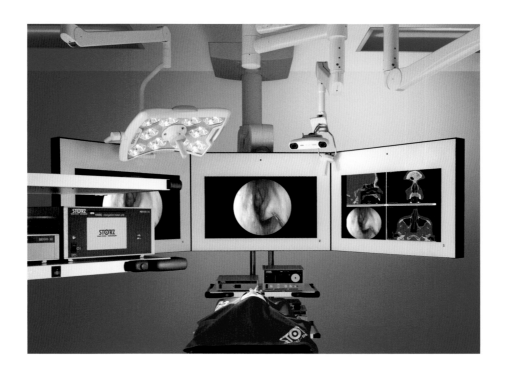